続続々・ドラ先生の独り言

鈴木クリニック 院長
鈴木 亨

22世紀アート

ドラ先生の独り言

はじめに

昭和55年3月に新潟大学医学部を卒業して以来、〝大学で腎臓病の研究をする〟との考えできた私が、大学を辞して個人医院を開くことにした理由はいくつか挙げられます。まず第一に、平成7年4月に福井医科大学（現：福井大学医学部）に転任してから後の単身赴任生活8年間に2人の息子と妻に対して父親あるいは夫としての責務を十分果たしてきたかとの反省であり、まだ、これからでもその責務を果たすのには遅くないとの思いでした。次いで、国立大学の独立行政法人化の問題も含め、今後の日本の社会（大学）の動向を考えたとき、自分の能力を十分出し切った人生として、後悔しないのかとの自問自答の結論と、文部科学省の方針に従って大学生活を送ることに対する疑問でした。しかし、最大の理由は、日本人男性の平均寿命が私達の世代では、約80歳前半になる予測があり、定年で大学を辞した後、約20～30年間を社会的使命を担いながら、生き甲斐を持ちつつ、自己責任のもと一生医師として行くことができる状況を築くことが重要と〝悟りをひらいた〟結果です。

現在32名のスタッフが医療業務をこなしていますが、経営者になって初めて、雇用される立場と雇用する立場の違いを理解することができました。今までは、研修医、大学病院の医員・文部（科学）省教官（助手・助教授）・学校医、出張病院の勤務医あるいはアルバイト先のパート医として雇用される側の気持ちや都合しか分かりませんでしたが、開院して初めて雇用者側の意識を実感しています。少なくとも、この違いが体験できただけでも、開院した価値があると思っています。

大学での研究生活をしていた時は、自分の研究成果を一流の医学雑誌に載せることで自らの研究の価値を知ることができました。また、そのことは、無言ではありますが、周囲の批判に対する学問的な反論と考えていました。しかし、個人医院を開いてからは、診療・医院の経営・介護保険の審査委員・学校医・医師会業務そして学会出張など仕事に追われて、自分自身を客観的に見つめる時間が取れなくなり、さらに、院長という立場から批判・忠告・アドバイスなどが直接的に耳に入らないようになりました。このような状況の中で、つねに自分を省みる気持ちを持ち続けるために、開院からちょうど10年を経過した頃から、医療を含めた社会情勢の趨勢や身の回りで起こることに対する考え方や思いを発信し世に問うことにより、自分の立ち位置を確認したい気持ちに駆られるようになりました。

町医者として日常の診療の中で感じたことや疑問に思うこと、さらには周囲で起こる様々な出来事について独り言をつぶやきます。どうぞ、ご自身の感性で一瞬でも感動や共鳴を感じていただければ、この本を著した意義が示されて望外の喜びです。

平成27年春　夜間透析診療中の医局にて

追記‥

〝ドラ〟は学生時代からのニックネームでしたが、同級生同士で麻雀を覚えた当初、ドラが7つもつくことが頻回にあったためドラエモンと命名されたのが由来です。大学の医局へ入局後も、どういう経路で伝わったのか今でも不明ですが、先輩医師と同期から〃ドラ〃、〃ドラちゃん〃、〃ドラエモン〃そして病棟看護師（当時は看護婦）の皆さんからは〃ドラ先生〃と親しみを込めて呼ばれることがありました。

続・ドラ先生の独り言

はじめに

平成14年11月から大学医学部を辞して個人クリニックを開院することになり、地域医療や医院の経営などに忙殺されてきました。そのため、医療を含めた社会情勢の趨勢や身の回りで起こることに対する考え方や思いを発信し世に問うことにより、自分の立ち位置を確認したい気持ちに駆られるようになり、平成27年に「ドラ先生の独り言」を出版しました。

その後も、折に触れて心に感じることがあると、エッセイとして書き溜めてきました。既に書き終えた文章の内容をいくつも読み続けていくうちに、自分は〝なぜ、このようなエッセイを書いているのか？〟との疑問が湧いてきました。

私は、開院してからは朝の診療開始前にシャワーを浴びることが習慣となっていますが、シャワーを浴びている間は、無心の状態になることがあり、突然に頭の中に漠然とした考えが閃くことがあります。先日、朝のシャワーを浴びていた最中に、〝自分がエッセイを書き続けている理由は、自分探しをしているのでは〟との考えが浮かびました。

自分の書いた様々なテーマの文章の内容を詳細に読んでみていくと、自分の考え方、物事の捉え方、感性を感じることに、改めて気付かされました。

〝続・ドラ先生の独り言〟は、ある意味「自分は何者なのか」あるいは「自分はこういう考え方をする人間なのか」に対する答えを求めた、〝自分探しの旅〟なのかもしれません。

どうぞ、ご自身の感性で一瞬でも感動や共鳴を感じていただければ、この本を著した意義が示されて望外の喜びです。

平成30年秋　夜間透析診療中の医局にて

続々・ドラ先生の独り言

はじめに

平成14年11月から大学医学部を辞して個人クリニックを開院することになり、医療を含めた社会情勢の趨勢や身の回りで起こることに対する考え方や思いを発信し世に問うことにより、自分の立ち位置を確認したい気持ちに駆られるようになり、平成27年に「ドラ先生の独り言」を出版しました。

その後、「自分は何者なのか」あるいは「自分はこういう考え方をする人間なのか」に対する答えを求めた、〝自分探しの旅〟として、「続・ドラ先生の独り言」を出版しました。

平成の後、徳仁（第１２６代天皇）が即位して、大化以降２４８番目の元号「令和」が

２０１９年５月１日から始まって間もない頃から、新型コロナウィルス感染症が世界中に大流行して令和２年10月には世界の感染者数が４０００万人を超える状況となり、今までの生活環境が大きく変化を遂げつつあります。

これらの〝大きな歴史のうねり〟に呑み込まれないで、自分自身の立ち位置を確認するためにも、このたび「続々・ドラ先生の独り言」を出版することにしました。

どうぞ、ご自身の感性で一瞬でも感動や共鳴を感じていただければ、この本を著した意義が示されて望外の喜びです。

令和２年秋　夜間透析診療中の医局にて

続続々・ドラ先生の独り言

はじめに

近頃、「学び直し」という言葉を耳にする機会が多くなりました。

それまでは、「生涯教育」や「生涯学習」として、個人が行うものであったはずの「大人の学び」というものに対して、政治的関心が寄せられるようになったのは、ヨーロッパにおける若年層の失業問題が端緒です。

グローバル化する世界において、経済競争力を高めるためには、学校で獲得した能力と労働市場が求める能力のミスマッチを解消することが重要で、継続的学習が必須となり、その後の学習によって労働市場で要求される能力を高めることが、失業者を減らすと考えられています。

日本では、このような国際的動向を受けて、「学び直し」という言葉が頻繁に使われるようになっています。

さらに、政治的意味合いからか、「学び直し」が「リスキリング」という言葉に置き換えられると、その内容はＡＩの技術などの新しいスキルを身につけた人材の育成や産業構造の変化に伴う労働移動に焦点が当たるようになってきました。つまり、「リスキリング」は、労働市場の求めるスキル獲得という道具的目的の学習に成り下がってしまったと思います。

人生には、余裕と言えるような、余白のような時間が必要と思います。大人になっての自発的な学びは、人生を考える上で、休息のようなものと考えられます。

自分の人生をより良くしたいという欲求があり、自分の人生を振り返り、未完の行為の達成、劣等感の克服、人生の軌道修正などから、人生を意味づけたい思いから、『バレエ鑑賞』、『オペラ鑑賞』や『ゴルフのレッスンを受ける』などを、仕事時間の合間をぬって行っています。

自分を振り返り、異なる意見や物の見方を知り、自分の価値観や考えを広げたいと、新しい何かを学び獲得することは楽しいものです。
どうぞ、ご自身の感性で一瞬でも感動や共鳴を感じていただければ、この本を著した意義が示されて望外の喜びです。

令和6年冬　夜間透析診療中の医局にて

目次

人生・生き方についての独り言

人生・生き方についての独り言　１

アッサンブラージュ（ブレンド）

２０２１年度のノーベル物理学賞を、米国プリンストン大上級研究員の真鍋淑郎氏が、地球の気候をコンピューターで再現する方法を開発して、気候変動（温暖化）予測についての研究分野を世界に先駆けて切り開いた功績で受賞しました。近年、天気予報の精度が上がり、台風の進路予想や大雨の地域予想が当たるようになってきたのは、コンピューターの急速な進化により広範に集めた気象データを高速に解析できるようになったからですが、その基礎のモデルを確立したのが真鍋氏です。

真鍋氏で、我が国のノーベル賞受賞者は、２０１９年に化学賞を受けた吉野彰氏に続いて28人目となり、日本人として、とても嬉しく思います。

嬉しいときやお祝いの時に、飲むものとしては、人により好みが違うと思いますが、シャンパンが一番華やかで好きです。長男が生まれた時、病院で幸せ一杯に喜こんで妻と我が子に面会した後、生まれて初めて自腹で購入したドン・ペリニヨンを自宅で冷やして飲みましたが、今でも、その味を忘れることができません。

バブル景気の１９８０年代後半は、高級シャンパンといえば「ドンペリ」と言われるほど、日本人に知られているワインのブランドは他にありません。「ドンペリ」は世界標準ではなく、正しくはドン・ペリニヨンであり、モエ・エ・シャンドンの発売するプレステイージュ・シャンパンの略称です。

シャンパンの誕生の歴史には、〝ドン・ピエール・ペリニヨン〟と言う「シャンパンの父」とも呼ばれる伝説の存在があります。彼は、ルイ14世と同じ１６３８年に生まれたベネディクト派の修道士で、複数のワインを調合する技術を開発して、発泡性ワインをコルク栓のガラス瓶に閉じ込めるという方法を発明したとされています。

17世紀後半パリの社交界でシャンパーニュ産の発泡性ワイン（現在のシャンパン）が大

流行した頃から、シャンパーニュの都市のランスにあるノートルダム大聖堂で行われているフランス国王の戴冠式後の祝宴で、シャンパンが振る舞われるようになり、この慣習が世界的に波及して、今日の〝お祝い〟には〝シャンパン〟として定着してきたと考えられます。

御存知の人が多いと思いますが、シャンパーニュ地方で栽培・収穫されたブドウを原料として、厳格な基準を満たして造られたものだけが『シャンパン』と名乗ることができます。

ワインは、1年に1度しかできません。その年の秋に収穫したブドウを仕込んで、年が明けたら瓶詰めして市場に出すのが基本的な造り方です。ブドウの作柄は天候に左右されるために、収穫する年によってワインの出来が異なるために、世界の主要産地の収穫年を星の数や点数で評価したビンテージ・チャートというものがあり、ワイン販売店で購入する際に、このチャートで確認することがあります。かつて私も、あくまで参考として、このチャートを覚えてワイン選びをしたことがあります。

シャンパンは、ビンテージを気にする必要はありません。複数年の年のブドウを混ぜるノン・ビンテージが基本だからです。

しかし、恵まれた年のブドウだけを使ったビンテージもありますが、あくまでも例外的です。

これに関しては、一生記憶に残る思い出があります。皇居前のホテルのフランス料理店で食事をした際に、シャンパンとしてクリュッグが飲みたかったので、ワインリストを持ってきてもらって、クリュッグの名前を指差して「これをお願いします」と〝クリュッグ・クロ・ダンボネ（１９９５）〟を注文したことがありました。後で考えると、「そういうことか」と思ったことですが、スタッフが「今日は特別良いお肉があり、ロッシーニ風でいかがです」と、メニューに載っていないものをテーブルに来て勧めてくれたり、帰りには出口に３名のスタッフが揃って深々と頭を下げてくれました。後で、気になってクレジットカードと領収書をポケットから取り出して、絶句しました。

ノン・ビンテージでは、異なる年の、異なる畑の、異なる品種の原酒を、考慮しながら混ぜ合わせる〝アッサンブラージュ（ブレンド）〟と呼ばれる工程が、シャンパンを特徴づけることになります。

「アッサンブラージュ」とは、〝集合、集積、寄せ集め〟を意味するフランス語であり、さまざまな物体を寄せ集めて美術作品を制作する技法およびその作品を指す、と世界大百科事典では解説されていますが、シャンパン造りにおいて非常に重要な工程である「アッサンブラージュ」は次のように説明されます。

ワイナリーは、基本的にはブドウの品種により作付けする区画を分けて、この区画ごとにブドウを収穫して、品種・区画単位に分けてワインを仕込み、これらの品種・区画単位で出来たワインの原酒を混ぜ合わせて、最終的なワインに仕上げていく作業が「アッサンブラージュ」です。

大変な手間隙をかけて、シャンパンが造られることに驚きを感じますが、最近になり、この「アッサンブラージュ」により造られた日本酒があることを知り、「一度は味わってみたい」と大変興味を持つようになりました。

２０１８年、フランスが世界に誇る高級シャンパン「ドン・ペリニヨン」の５代目シェフ・ド・カーブ（醸造最高責任者）を28年間も務め、ワイン造りの頂点に立ったリシャール・ジョフロワ氏は、「日本酒は日本の哲学・美学を具現化している」や「日本酒は日本のＤＮＡそのもの」として、かつての同僚のシャルルアントワン・ピカール氏と富山県立山町白岩で酒造会社「白岩」を設立して、２０２０年7月、「日本酒もワインも麹や微生物がどのように作用するか、発酵の妙であり、それは人生のミステリーそのものだ」と、何種類もの原酒を「アッサンブラージュ」して造った日本酒「ＩＷＡ５」を発表しました。

食いしん坊の私は、早速、株式会社「白岩」に日本酒「ＩＷＡ５」をネット注文して、「アッサンブラージュ」して造った日本酒を味わいました。その〝ハーモニー〟を、皆さんご自身で評価してみてはいかがでしょうか。

ＬＧＢＴＱをはじめとして、人種や人間関係など多様性が問われている社会において、人生も世の中にも、「アッサンブラージュの考え方」が重要なのではないでしょうか。

（２０２１年10月）

人生・生き方についての独り言　2
弁当は日本人のＤＮＡ

数年前から、ＮＨＫ総合テレビで放送される番組、『サラメシ』を楽しみに観ています。「サラメシ」は、「サラリーマンの昼飯（メシ）」の省略形であり、サラリーマンやオフィスレディ（ＯＬ）を含む様々な職種の人たちの昼食を題材に取り上げる番組です。俳優の中井貴一氏がユーモア溢れるナレーションを行っており、現代日本人のランチを楽しく、時には「ヘェー」、「なるほど」と紹介してくれて、とても好きな番組の１つです。

番組の中でも、特に楽しみにしているコーナーは、既に故人となった著名人の遺影を写しながら、その人の愛したメニューを紹介する「あの人が愛した昼メシ」です。中井氏の「あの人も、昼を食べた。」のナレーションで始まり、その人の料理への思いと共に、その人の人柄や思い出を料理人や店のオーナーが語り、コーナーの最後に遺影と愛した料理が並べられたテーブルを背景に、中井氏が重々しい口調で締めくくると、何とも言いがたい気持ちになります。

「日本のいちばん長い日」で終戦に至る1日を克明に描いた作家・半藤一利氏は、自宅近くの喫茶店の〝ナポリタン〟がお気に入りで、晩年、病魔に倒れた時も自宅に出前として届けてもらっていました。

日本の音楽分野で大きな足跡を残した作編曲家・服部克久氏は、帝国ホテルの江戸前鮨・なか田での〝にぎり鮨〟がお気に入りで、仕事の移動の合間に1人で立ち寄って、15分程度で食べて、さっと帰るのが常でした。

力道山やジャイアント馬場との数知れない名勝負を繰り返した覆面プロレスラー・ザデストロイヤー氏は、麻布十番にある行きつけの洋食店に40年間通い続けて、〝ヒレカツビーフライスとチーズフライ〟を食べ続けました。彼は、「覆面レスラーは神秘性が命」として、生涯プライベートでも人に素顔を見せませんでした。

このコーナーは、著名人の人としての生き様を垣間見ることができて、大好きです。

「お弁当を見に行く」のコーナーも、色々な職場で働く人たちの弁当の中身を見ることができ大変面白いです。フォトグラファーの阿部了氏が、カメラを担いで、実際に働いている人たちの昼の弁当を直接取材するもので、臨場感が堪らなく素敵です。

〝お弁当〟と言えば、今でも記憶に残っている母の手作りの弁当は、2つあります。ひとつは、小学校低学年の潮干狩り遠足の時に食べた「たまごサンドイッチと甘い紅茶」であり、もう1つは、中学生時代の給食が休みの時の「コンビーフと玉ねぎの卵とじ」であり、とても美味しかったのを覚えています。

人それぞれに、お弁当に対する思い出があるのも、小さな弁当箱にバラエティに富んだ各家庭の料理が美しく詰め込まれているためと思います。言わば、お弁当は、日本独自の食文化と言えます。

お弁当は、人が持ち運べて、調理を必要とせずに食べることができることから、一種の「携行食」とも言えます。

携行食については、『日本書紀』に猟や農作業の時の、野外での食事のために「糒（ほしいい）」を携行したとの記述があります。蒸した米を天日で乾燥したものが「糒」であり、湯や水を加えて食べました。「糒」は、平安時代以降は「乾飯（ほしいい、あるいは、ほしめし）」と書いて、戦国時代には雑兵の兵糧として必携でした。

お弁当に、炊いたご飯が使われるようになったのは、17世紀後半の江戸時代の元禄の頃からであり、それまでの朝夕2食から1日3食の食習慣が定着した時代であり、昼食として広がっていきました。

最近では、核家族化や高齢化などの生活の変化に伴って、お弁当には社会的役割が加わるようになりました。さらに、〝共働き〟が当たり前の世の中になり、家事の時間や労力を省く傾向は「持ち帰り弁当」、「テイクアウト弁当」という新しい形態のお弁当を出現させました。外で食べるための携行食だったはずのお弁当が、外で購入して家で食べるようになったのです。

持ち帰り弁当が広がる一方、新型コロナ感染症の大流行により、テレワークや在宅時間が多くなることもあり、時間に余裕ができて、手作りを楽しみながら工夫する『キャラ弁』も出現するようになりました。

お弁当は、英語でも〝ｂｅｎｔｏ〟と訳されており、お弁当は日本人のＤＮＡと言えると思います。

（２０２２年１月）

人生・生き方についての独り言　3
「燃える闘魂」永遠なれ

「燃える闘魂」の愛称で、プロレスブームを昭和から平成にかけて牽引したアントニオ猪木氏（本名：猪木寛至）が、難病「全身性アミロイドーシス」に罹患して闘病中のところ、心不全にて亡くなりました。

プロレスラーとしては、スピードあふれる正統派スタイルを貫き、新日本プロレスを旗揚げして、異種格闘技戦では大活躍をしました。

１９８９年には、スポーツ平和党を結成して、第15回参議院議員通常選挙に比例区から99万超の票を集めて初当選して、参議院議員となり、史上初のレスラー出身の国会議員となりました。

猪木氏は、令和2年7月にツィッターで「心アミロイドーシス」（全身性アミロイドーシスが部分的に現れた症状）と闘病していることを公表していました。

アントニオ猪木　『道』

この道をゆけばどうなるものか、危ぶむなかれ、危ぶめば道はなし、
踏み出せばその一足が道となり、その一足が道となる。
迷わず行けよ　行けばわかるさ。

「道」と題されたこの詩は、１９９８年４月４日に東京ドームで行われた引退記念試合後のスピーチで披露されたものです。

猪木氏が歩んできた日本プロレス入団、アメリカ武者修行、新日本プロレスの旗揚げ、さらに、「プロレスこそ全ての格闘技の最高峰である」ことを証明するために、ボクシング世界チャンピオンのモハメド・アリとの格闘技世界一決定戦など、誰もが踏みださなかった〝一足〟を踏み出し、自ら道をつくった猪木氏の人生そのものを表現している詩と思い、胸が熱くなる思いです。

〝勇気を出して、行動を起こせ、その先には、確かな成長がある〟と聞こえてきます。

ＩｇＡ腎症は、わが国でもっとも頻度の高い原発性糸球体腎炎として認識されており、

若年期に発症して、診断確定後20年で38％前後が末期腎不全に陥り、透析に導入される難病の1つとして知られています。

しかし、まだＩｇＡ腎症に対する有効な治療法は確立されていません。その最大の理由としては、ＩｇＡ腎症を惹起する病因抗原が不明であることが挙げられます。

だからこそ、ＩｇＡ腎症に関する研究成果から辿り着いた「ＩｇＡ腎症の原因抗原としてヘモフィルス・パラインフルエンザ菌の外膜成分が関与する」との自らの説が、たとえ「ＩｇＡ腎症の原因抗原としてヘモフィルス・パラインフルエンザ菌の外膜成分は全く関与しない」というネガティブデータとなってもかまわない、決して中途半端なデータとはしないと心に誓って、原因抗原追求の研究をスタートさせました。（興味のある方は、自著の「ＩｇＡ腎症とパラインフルエンザ菌：私のＩｇＡ腎症研究史」、東京図書出版会をご参照ください。）

そのような経緯もあり、谷村新司の〝昴〟の歌詞、特に、歌詞の中でも「ああ　いつの日か誰かがこの道を、ああ　いつの日か誰かがこの道を」は大好きなフレーズです。〝未踏の荒野を、星空の下、大志を抱きながら突き進んだ跡が、いつの日か同じ志を持つ者が辿って道になるような〟生き様がしたいと心から思いました。

まさに、〝未踏の研究分野を、強い意志の下、大志を抱きながら突き進んだ研究成果が、いつの日か同じ志を持つ者が辿ってＩｇＡ腎症の病因を解明する道になるような〟生き様がしたいと心から思いました。

アントニオ猪木氏の「道」と題された詩の心境は、まさに、私がＩｇＡ腎症の原因抗原の研究で到達したものと同じであり、感慨無量です。

（２０２２年10月）

人生・生き方についての独り言　４
人生１００歳の世の中

「人間五十年、化天のうちを比ぶれば、夢幻の如くなり
一度生を享け、滅せぬもののあるべきか
これを菩提の種と思ひ定めざらんは、口惜しかりき次第ぞ」

これは幸若舞の演目の1つである『敦盛』の一節であり、織田信長がこの節を好んで演じたと伝えられています。特に、桶狭間の戦いの前夜、今川義元軍の尾張侵攻を聞いて、清洲城の信長は、まず『敦盛』のこの一節を謡い舞い、陣貝を吹かせてから具足を着けて、立ったまま湯漬けを食べてから出陣したという『信長公記』の記載があります。

当時の平均寿命から、「人の一生は50年にすぎない」、としばしば誤った説明がされることがありますが、「化天」では一昼夜は人間界の８００年にあたり、化天住人の定命は８０００歳とされていることから、この一節は、「人の世の50年の歳月は、化天の一日にし

か相当しない、夢幻のようなものだ」と解釈されます。

多くの研究者が江戸時代の平均寿命について推論していますが、医療技術が不十分であったことから、大体30〜40歳くらいと考えられています。明治・大正時代の平均寿命は44歳前後で、昭和22年では男性50・06歳、女性53・96歳ですが、以後年々平均寿命は延びてきています。

厚生労働省の発表では、２０２１年の日本人の平均寿命は男性が81・47歳、女性87・57歳となっています。

一方、江戸時代以前に遡ると、記録が少ないことから不正確になります。安土桃山時代の平均寿命は30代、室町時代は15歳前後、鎌倉時代が24歳、平安時代は30歳、飛鳥・奈良時代が28〜33歳、古墳・弥生時代が10〜20代、そして縄文・旧石器時代が15歳前後であると言われています。

令和の世では、令和４年の「老人の日」の時点ですが、全国の１００歳以上の高齢者は９万５２６人となり、初めて９万人を超えて、52年連続で過去最多を更新しました。女性は８万１６１人で、全体の約89％を占めて、女性優位を示しました。（９月15日はハッピーマンデー制度が開始されたことから、「老人の日」となり、「敬老の日」は9月15日から9月の第3月曜日に変更になっています。）

国内の最高齢者は、大阪府柏原市の115歳の女性で、男性では広島県神石高原町の111歳となっています。

1963年に老人福祉法が制定され、100歳以上の高齢者は153人でしたが、1998年には初めて1万人を突破して、2022年中には4万5141人が100歳になる見込みとなっています。

一方、「健康寿命」とは、「健康上の問題で日常生活が制限されることなく生活できる期間」と定義されています。最新の健康寿命は（2019年）は、男性72．68歳で女性が75．38歳ですから、平均寿命（2021年）と健康寿命（2019年）の差は、単純計算によると、男性は8．79歳、女性は12．19歳となります。

我が国では、健康寿命を延ばす取り組みとして、2019年に「健康寿命延伸プラン」が策定されて、2040年までに健康寿命を男女共に75歳以上にする取り組みが始まっています。

究極の理想は、平均寿命と健康寿命の差をなくすことですが、現実的には簡単に達成できるとは思えませんが、健康寿命を延ばすには「食生活」「生活習慣」そして「運動」が大切であると提唱されています。

最近、私のクリニックで透析を受けるようになった90歳男性患者さんが、回診のおりに、『私は100歳まで生きているつもりなので、先生よろしくお願いしますよ』と話されることがありました。平均寿命はクリアしており、認知症も認めませんし、ご家族がしっかりしていることから、『頑張りましょう！お手伝いさせていただきます！』と答えました。

約束を果たすためにも、自分自身が先に倒れることがないように、人生100歳を目指す覚悟を持たされることになりました！

（2023年1月）

人生・生き方についての独り言　5
スマホの奴隷

誰にでも平等に与えられている1日24時間ですが、いったい何に使われているのでしょうか？

ＮＴＴドコモが公表した調査では、携帯電話を持つ人のうちスマートフォン（スマホ）の所有率は、最近の10年で2割から9割超へ上昇して、60歳代で9割、70歳代でも8割となりました。子供対象の調査では、小学3から6年生で3～4割、中学1から3年生で7～9割がスマホを所有して、低年齢化が進行していることが判明しました。

スウェーデンの精神科医アンデシュ・ハンセン氏の著書「スマホ脳」は、スマホに依存した生活に警鐘を鳴らす内容で、我が国においてもベストセラーになりました。それによると、現代人はスマホを10分に1回握って、1日2600回タッチしていると述べています。さらに、睡眠障害と〝うつ〟のリスクを高めて、記憶力や集中力が低下するという報告が紹介されています。

生活に欠かせないスマホですが、脳科学の領域では論議を生むような情勢になってきています。スマホに依存するようになると、30から50歳代の働き盛りにおいても、物忘れが激しくなったり、判断力および意欲が低下することがみられるようになるようです。

早稲田大学教授の枝川義邦氏は、「脳の中で疲れやすいのは『前頭前野』であり、人の価値判断や意思決定をつかさどる場所です。ここが機能低下してしまうと、さまざまな不具合が起こります。そして、『判断力が鈍る』のも脳過労の特徴の1つです」として、「スマホの使い方を工夫して、『脳の使いすぎ』を予防することが基本」と注意を促しています。

また、ドイツや韓国では「デジタル認知障害」と呼ぶ専門家もおり、研究者の1人、韓国の高麗大学教授のソ・ヒョンソク氏は、「スマホ依存で起こる異常が一時的なものなのか？それとも、認知症の初期症状なのか」検証すべきと述べています。

子供たちについても、スマホなどでインターネットを長時間使用する子供たちの脳に異常が認められています。

東北大学加齢医学研究所教授の川島隆太氏は、「スマホ・タブレット端末を使い過ぎている人たち。特に子供たちは、脳発達が阻害されている」と、警鐘を鳴らしています。

これらの動きに対して、スマホのメーカーは先手を打って自発的に対応し、使い過ぎを防止する機能の搭載を開始しています。アンドロイドでは『Ｄｉｇｉｔａｌ Ｗｅｌｌｂｅｉｎｇ（デジタル・ウェルビーイング）』、そして、ｉＰｈｏｎｅでは『スクリーンタイム』であり、いずれも特定のアプリの使用時間を予め制限できる設定が可能です。

この10年ほどで一気に普及したスマホは、コロナ禍によりさらに普及に拍車がかけられています。歴史上、人間の行動がたった10年間でここまで変化したことはありません。電車の中でも、待合室でも、寝室でも、歩きながらでも、多くの人たちはスマホを見続けており、あたかも、『スマホの奴隷』のような状況です。

『スマホから解放』されて、スマホと上手に付き合って、もっと豊かな人生にしたいと思います!!

（２０２３年１月）

人生・生き方についての独り言　6
診療開始は、抹茶から

　個人クリニックを開院してから、午前の診療の開始前にその日の予定を確認しつつ、日本茶を急須で入れて、ゆったりした気持ちで味わうのが日課となっていました。

　その後、京都で学会があった際に、患者さんのご主人の陶芸家からいただいた越前焼きの茶碗が、何年もの間、木箱に入ったままなことを思い出して、抹茶、茶杓と茶筅を土産に購入したことがありました。

　それから暫らくして、午前中の透析患者さんの回診前に、越前焼きの茶碗に茶杓で抹茶を入れて、お湯を注ぎ、茶筅で抹茶を点てて、いただくようになり今日に至っています。透析患者さんのほぼ2時間の回診が終了し、一般患者さんの外来診療の前には、ブルックスのモカコーヒーをドリップで入れて飲みます。昼食後には、ほうじ茶か緑茶を飲み、午後の透析患者さんの回診後には紅茶をポットで入れて飲むのが、診療日の日課となっています。

お茶の伝来は、最澄や空海などの遣唐使が大陸から種子を持ち帰ったことによるとも考えられますが、１１９１年に建仁寺開山の栄西禅師が種子を持ち帰った頃とされています。栄西禅師は臨済宗の僧であり、鎌倉時代の代表的な医書の１つで、鎌倉幕府の３代将軍・源実朝に著書「喫茶養生記」を献上したことでも広く知られています。

喫茶養生記の中で、お茶の種類、栽培法と製法などについて説明して、お茶を飲む習慣を広めました。さらに、「茶は養生の仙薬なり」と記載して、さまざまな効能について述べています。

当時のお茶は、乾燥茶葉を挽いてお湯を注ぐ方法で、現在の抹茶に近いものでした。わが国におけるお茶の歴史においては、平安から鎌倉時代には主に武士や貴族が、カフェインの作用による二日酔いや頭痛の緩和効果のために薬として重用しました。室町時代になると、喫茶は庶民の間にも普及して、公家や武士らが行う茶会では高価な中国製の道具である「唐物」が用いられるようになりました。このように高価な唐物を尊ぶ風潮に対して、村田珠光は、粗製（「侘びた」中国陶磁器）などの道具を使用して、備前焼や信楽焼を茶の道の精神に達しないものが使うことは言語道断として、『侘び茶』精神を確立しました。

安土桃山時代には、千利休が『茶の湯』を完成させるようになり、貴族や武士の間に流行しました。

江戸時代には、明から来日した隠元禅師が、釜炒りした茶葉に熱湯を注いで飲む「釜炒り茶」をもたらしました。これは、現在の急須で淹れる飲み方の始まりです。さらに、隠元禅師は「煎茶道の開祖」とも言われ、中国の精進料理や明朝体という文字は、彼を介して日本に伝わったと言われています。庶民の間にお茶が普及したのは、江戸中期に宇治の永谷宗円が緑色をした煎茶の製造法を開発して、量産可能となってからでした。ついでに言えば、「永谷園のお茶漬け」で有名な「永谷園」は、永谷宗円の分家の子孫が起こしたものです。

茶の旨みはテアニンに代表されるアミノ酸、苦味はカフェイン、そして渋味はポリフェノールの1種のカテキンに代表されます。

茶の主な機能性成分としては、興奮作用、利尿作用と覚醒効果などを有するカフェインが第一に挙げられます。カテキンは、口に含めば虫歯菌に吸着して増殖を抑制して、消臭効果があります。さらに、体内で産生される有害な活性酸素を消去する抗酸化作用があります。テアニンには、リラックス効果や抗ストレス効果があります。

緑茶には、カフェインとテアニンのように相反する効果をもつ成分が共存しています。高温で淹れるとカフェインやカテキンが多く抽出され、低温で淹れるとテアニンが多く抽出されるので、期待する効果により淹れ方も異なってきます。

本当に、「日本茶は奥が深い」と言えます。

緑茶は茶葉を摘採後、「蒸煮」から「揉捻」そして「乾燥」という工程で製茶されますが、「揉捻」を省略して、そのまま乾燥させたものが「碾茶」であり、碾茶を石臼で挽いて粉にしたものが『抹茶』となります。

煎茶や番茶で摂取できる茶葉成分は、水溶性成分だけですが、一煎目で溶け出る割合は約60％程度で、茶殻は残る水溶性成分と水に不溶性の成分を含んだまま、たいていは捨てられます。廃棄された中には、食物繊維やβ―カロテンをはじめとした脂溶性ビタミン、多糖類などが含まれています。

その点、茶葉を丸ごと飲用する抹茶は、成分を全て摂取できて、健康的にも大変優れているものです。

千利休が『抹茶』を「茶の湯」として利用法を完成させて、現代に伝わっていますが、「飲む」という形態をとりながら、本当は「食べる」ことと同様と考えられます。

世界でも、『抹茶』は「Ｍａｔｃｈａ」として知られており、飲み物や料理などに使われるようになっています。

身体に良いものは、東洋と西洋を問わないで、広く愛用されていくものと思います。


（２０２３年２月）

人生・生き方についての独り言　7

親ガチャ

子どもは親を選べない。人生の勝ち負けは親次第で決まってしまう。生まれ育った容姿、能力や家庭環境により、人生が大きく異なる。そんな人生観を意味する『親ガチャ』という言葉を、若い世代が多用するようになっています。

「ガチャ」とは、景品の入ったカプセルを購入する形式であり、株式会社タカラトミーアーツの登録商標で、カプセルの中身を選択することができないで、何が入っているのかは取り出すまで分からない、という点が特徴になっているものです。

インターネット上に「親ガチャ」の言葉が登場するようになったのは２０１７年ごろからで、２０２１年には若年層を中心に流行語となっています。

社会学者で筑波大学教授の土井隆義氏は、「若年層に広がっているある種の宿命観であり、高い希望は持たないという諦めの気持ちが上手に表現されている言葉と思う。若者と中高年の受け止め方に世代差がある」と述べています。

今年の大学入学共通テストに実施された「倫理」で、「親ガチャ」を想起させるような出題があり、SNS上で話題になっています。

親が子どもに「親ガチャに当たらなかった」と言われたら、子育てを誤った気持ちになるかも知れません。しかし、若者の大多数は、「ガチャに当たらなかった」と、ガチャの本来の性質を理解して、これも運と淡々と受け止めていると思います。

哲学者で早稲田大学教授の森岡正博氏は、「親ガチャ論の本質は、格差の消えない現実社会において、どういうふうに自分の運命と『和解』して生きていくかにある」と述べています。

ところで、親ガチャが外れたとして、はたして人生は本当に負けなのでしょうか？様々な局面において勝ち負けはありますが、長い人生を考えれば、勝ちも負けもないと思います。

森岡氏は、「親ガチャという言葉の根本にあるのは、他の人生があり得たかもしれないのに、現実はそうはなっていない、という『やるせなさ』」と続けています。

人は、自分の人生しか生きてきていませんから、他人の人生と比べることはできない以上、人生は勝ち負けでは語れないと思います。

心ならずも、所属していた大学を転任しなければならなかったときの挨拶状には、「人間いたるところ青山あり」と記載したものでした。

骨を埋める場所は、どこにでもある。大望を実現するためには、故郷にこだわらず、広い世の中に出て活動すべきであると思ったからです。

どんな親から生まれても、本人の努力で未来を切り開くことができる日本の社会にすることが望まれます。


（２０２３年３月）

人生・生き方についての独り言　８

昴（すばる）

雄大な樂曲を作り、情感溢れる歌唱で多くの聴衆の心を揺さぶってきたシンガー・ソングライターの谷村新司氏が死去しました。

１９７２年に谷村氏は、堀内孝雄氏と矢沢透氏と３名で、〃アリス〃を結成して、「走っておいでよ恋人よ」でデビューしました。

アリスは、〃地道なライブ活動〃を続けて、１９７５年の「今はもうだれも」のヒットを契機にして、「冬の稲妻」、「涙の誓い」、「ジョニーの子守唄」、「チャンピオン」、「狂った果実」などのヒット曲を連発しました。

どの曲も、カラオケでの〃私の十八番〃です。

谷村氏は、ソロでの楽曲の制作も行っており、山口百恵氏の「いい日旅たち」、「陽はまた昇る」や映画『連合艦隊』の主題歌の「群青」なども精力的に作曲しました。

特に、彼の代表作「昴（すばる）」は国境を越えて愛されてきました。

昴（作詞：谷村新司）

目を閉じて　何も見えず　哀しくて目を開ければ
荒野に向かう道より　他に見えるものはなし
ああ　砕け散る宿命の星たちよ
せめて密やかに　この身を照せよ
我は行く　青白き頬のままで
我は行く　さらば昴よ
呼吸をすれば胸の中　凩は吹き続ける
されど我が胸は熱く　夢を追い続けるなり

ああ　さんざめく　名も無き星たちよ
せめて鮮やかに　その身を終われよ

我も行く　心の命ずるままに
我も行く　さらば昴よ

ああ　いつの日か誰かがこの道を
ああ　いつの日か誰かがこの道を

我は行く　蒼白き頬のままで
我は行く　さらば昴よ
我は行く　さらば昴よ

この詩は、大好きで、歌うときにはいつも自分の医学研究の歩みを思い浮かべて、胸に迫るものがあります。

研究してきた「ＩｇＡ腎症」は、若年期に発症して、20年後には38％前後が若くして透析に導入されるため、厚生労働省から指定難病の１つに選定されています。

未だにＩｇＡ腎症に対する有効な治療法は確立されていませんが、その最大の理由としては、この病気を惹起する病因抗原が不明であるからです。

研究生活を始めてから、研究とは、自分が一生をかけて築き上げたものを、ほんの一瞬で、ほんの一行の文章で、後輩の研究者に伝えるべきものと考えるようになりました。

そのような思いから、ＩｇＡ腎症に関する自分の研究成果から辿り着いた「ＩｇＡ腎症の原因抗原としてヘモフィルス・パラインフルエンザ菌の外膜成分が関与する」との仮説が、研究を重ねた結果、たとえ「ＩｇＡ腎症の原因抗原としてヘモフィルス・パラインフルエンザ菌の外膜成分は全く関与しない」というネガティブデータとなっても良いのだ、決して中途半端なデータとはしないと心に決めて、原因抗原追求の研究を推し進めました。

（興味のある方は、自著の「ＩｇＡ腎症とパラインフルエンザ菌：私のＩｇＡ腎症研究史」、東京図書出版会をご参照ください。）

まさに、「昴」の歌詞の、「ああ　いつの日か誰かがこの道を、ああ　いつの日か誰かがこの道を」は、まさに自分自身の境遇であり、〃未踏の研究分野を、強い意志の下、大志を抱きながら突き進んだ研究成果が、いつの日か同じ志を持つ者が辿ってＩｇＡ腎症の病因を解明する道になる〃と心から思いました。

（２０２３年10月）

人生・生き方についての独り言　9
搭乗している飛行機の被雷

福井県坂井市丸岡町に内科と人工透析の専門のクリニックを開院してからは、医学会、私用や家族との小旅行のたびに、小松空港からＪＡＬあるいはＡＮＡの航空機を利用した東京・羽田空港との間の往復が必要となり、その往復の回数は、年間30回程度になります。

搭乗予定日の数日前からは、天気予報による情報に注意を払うようになります。夏季は、台風の発生と進路予想に、冬季は大雪と雷の発生に関する情報に気をつける習慣が身についています。もし、予約済みの航空機が欠航になる可能性が出てくれば、出張・旅行を取り止めるか、ＪＲを利用できるかの判断が必要になるからです。

ある時など、学会の出張で前日から東京に来ていて、夕方に飛行機で小松空港に戻る予定でいたところ、台風の接近により羽田空港が急遽閉鎖されて、航空機の離陸・着陸ができなくなり、予約していた航空便が欠航、さらにＪＲでも新幹線が運休となったことがありました。翌日は朝から内科診療があり、特に人工透析の診療があるため、どうしても翌日の朝までに帰宅しなければならない状況に陥ったため、東京から福井の自宅までタクシーを使って帰るしか手段がなくなったことがありました。この経験はトラウマになっています。

今年の11月に入り、搭乗中の飛行機が被雷を受けたことがあり、さらに、搭乗予定の便が小松空港に着陸する際に被雷を受けて、機器点検のため出発時間が大幅に遅れたことがありました。ひと月に2回も、搭乗する航空機が被雷を受けたことは今までに無く、温暖化の影響を強く身近に感じました。

雷は、日本海側は太平洋側に比べてとても多く、しかも冬に雷が多くて、雷発生の平均日数は、全国的にも金沢の42・4日が断然多いことが知られていますので、今回の小松空港近辺での航空機の被雷は不思議ではないのかも知れません。

雷は、夏の太平洋側の雲は上空に高く発達して、多くの落雷を発生させるので太平洋側の雷の方が強力ですが、一方、日本海側の冬の雷は低い雷雲の下（一番低いところが地上から約300m～500mしか離れていません）に溜まったものが、まとまって1回で放出されることが多く、さらに、地上に達するエネルギーは地上までの距離が近いために、夏の雷に比較して１００倍位の強さがあると考えられています。

人が落雷に当たって死亡する確率は０．００１２％で、搭乗した飛行機が墜落する確率は０．０００９％と言われていることから、飛行機が雷に直撃されることは比較的稀なことですが、飛行機には通常、落雷に対する設計と安全機能が組み込まれています。

飛行機は、〝金属の箱〟のようなものであり、雷が直撃した場合でも、表面を膨大な電流が流れて多少の傷や焼け焦げは発生しますが、内部には伝わることはありません。

万が一被雷した時には、主翼の後ろ側に、何本かの針がついているように見える〝スタティック・ディスチャージャー（放電索）〟から放電して、雷のエネルギーを逃して、機体を保護します。さらに、この装置は機体が帯電すると、雷に撃たれやすくなることから、空気や水分、塵などとの摩擦で溜まる静電気を逃して、計器類の異常や通信障害を防止します。

雷雲の中の飛行が想定される航空機は、落雷を前提に設計されていて、機体表面に〝ボンディング〟と呼ばれる金属線がはりめぐらされており、被雷すると電流はボンディングを通じて尾翼などから放電されます。

雷が飛行機に直撃すると、電気系統に影響を与える可能性がありますが、飛行機の電気系統は適切に分離されており、影響を最小限に抑えるための設計がなされていますし、燃料タンクも適切に保護されており、雷の影響を受けても燃料の爆発の危険性を最小限に抑えるようになっています。

さらに、飛行機は操縦系統に冗長性が組み込まれており、一部の操縦系統がダメージを受けても、他の操縦系統が機能することで安全性は確保されており、また、パイロットは雷雲を避けるためのレーダーや気象情報を使用して、雷が発生している場所を把握し、それに適切に対処するトレーニングを受けています。

飛行機に雷が直撃して墜落する事故は非常に稀で、安全対策や予防策が取られていますが、ゼロリスクではないことを理解しておくことが重要です。

〝皆さん！-Have a safe flight！〟

（２０２３年12月）

人生・生き方についての独り言　10

勲章って何?

勲章を授与されることとは、欧州においては、支配階級から認められたと見なされることであり、勲章制度が発達してきました。

勲章の本質は、〝国家が個人を格付けして評価すること〟、と言えます。

わが国においては、1875年に太政官布告において、勲1等から勲8等までの勲章が制定されたのが始まりです。

戦前の日本では、天皇を頂点とする体制の下で、最上位の勲章は皇族と軍上層部や首相らに授与されてきました。

現在は、勲章の授与の対象は、〝国家または公共に対し功労のある者〟、とされています。

栄典制度のもう1つとして、褒章がありますが、各分野での功績が認められた人が対象になります。

自分が長年打ち込んできたことが評価されたことに、栄誉を感じる人がいますが、一方、国家が個人を格付けして評価することに異議を唱える人もいます。

文学者の大江健三郎氏は、1994年にノーベル文学賞を受賞して、「スウェーデン国民から贈与されたと言える」と述べていますが、一方、日本の文化勲章は辞退しています。同氏は米国のニューヨークタイムズのインタビューにおいて、「私が文化勲章の受章を辞退したのは、民主主義に勝る権威と価値観を認めないからだ。これは極めて単純だが、非常に重要なことだ」と話しました。

芸能の世界では、1995年に女優の杉村春子氏が文化勲章を辞退しています。「大変名誉なことで、文化勲章の重みもわかっていますが、芝居の仕事を続けている最中であり、大きすぎる勲章を頂くと、いつも首にかかっている様で、この先、芝居を続けていくことができなくなるかもしれない」と述べています。

作家の城山三郎氏は、大江健三郎氏の文化勲章の辞退を支持して、「文化勲章は政府、文部省といった国家権力による査定機関となっている。言論、表現の自由に携わる者は、いつも権力に対して距離を置くべきだ」と、『勲章　知られざる素顔』の中で言及しています。

城山氏自身も紫綬褒章を辞退して、「おれには国家というものが最後のところで信じられない」と妻に告げたとされています。

勲章とは異なりますが、米国の野球のメジャーリーグで大活躍したイチロー氏は、国民栄誉賞の受賞の打診をした政府に対して、「人生の幕を下ろした時に頂けるよう励みます」と回答して、受賞を3回辞退しています。さらに、2019年には、「4回目の国民栄誉賞の打診を辞退した」と報じられたことがありました。

イチロー氏は、自分の努力により自分の時代を開拓してきており、「政府が与える国民栄誉賞」について、どのように考えて辞退しているのか、真意を聞いてみたいものです。

勲章を喜んで受章する人、一方、受賞を良しとせずに辞退する人がいて、人は様々な考え方を勲章に対して抱いています。

勲章と褒章の制度には、国家の論理を国民に対して押し付ける力が作用している側面を感じて、国家が国民を格付けする仕組みに思えることがあります。

世の中には、叙勲される人に劣らずに、努力を積み重ねながら、社会の人々の役に立って頑張っている人が多数いることを、胆に銘じることが大切だと思います。

（２０２４年１月）

医学・医療についての独り言

医学・医療についての独り言　１
ヒトは傲慢な生き物か？：異種移植

我が国において、臓器移植を希望している人は約１５，０００人いますが、一方で、１年間で臓器移植を受けられた人は約４００人ですから、わずか2～3％の人しか移植を受けることができていないのが現状です。

同様に、移植用の臓器が不足している米国の現状では、待機リストで10万人が順番を待っており、１日に平均17人が死亡しているとみられています。

２０２１年10月米国ニューヨーク大学ランゴーン医療センターにおいて、外科医チームが〝ブタの腎臓を脳死の人に移植した〟とのニュースには驚かされました。

さらに、同チームは、腎臓と同時に、ブタの胸腺の一部も移植して、免疫の働きを抑制して腎臓に対する拒絶反応を止めようとしました。

自身も心臓移植を受けているロバート・モンゴメリー医師は、BBCの番組の中で、「腎臓は基本的に、ヒトの腎臓を移植した時と同様に機能して、拒絶反応は認められていない。誰かを生かすためには誰かが死ななければならない、という昔ながらの仕組みは絶対にもたない。ブタを食べ物として使っており、医療目的で人工弁に使用しているし、移植も大きな違いはないように思う」と述べています。

ヒトへのブタの臓器を移植する異種移植に驚かされて間もない2022年1月、米国メリーランド大学医療センターにおいて、遺伝子操作されたブタの心臓をヒトに移植する手術の知らせが舞い込みました。

執刀したバートリー・グリフィス外科医は、「臓器不足の危機解消に世界が一歩近づいた」と期待を示しました。

米食品医薬品局（FDA）は、遺伝子操作をしたブタの臓器を研究目的に使用することを承認しており、ブタの異種移植を行ったモンゴメリー医師は、「10年以内にブタの心臓、肺、肝臓などの他の臓器も、移植を必要にしているヒトに使用される可能性がある」と発言をしています。

動物の臓器のヒトへの移植の最初の例は、１９６４年に米国で行われたチンパンジーの心臓移植が最初で、６名の患者に行われ、９ヶ月生存の１名以外は、ほとんどが数日で死亡し、同年に行われたヒヒの腎臓移植も６名に行われて、全てが２ヶ月以内に死亡しています。その後、ヒツジ、ブタ、ヒヒの心臓移植が、米国、英国、南アフリカとポーランドで行われました。

ドナー動物としては、霊長類からの移植はヒトに適した臓器の大きさになりにくく、種によっては数が少なく需要に応じきれないことがあり、ヒトに近縁で人獣共通感染症を惹起する可能性もあり、さらに、動物愛護や倫理的問題などの理由から許されなくなってきています。実際、１９９７年の第52回霊長類フォーラムにおける「異種移植の倫理に関する報告書」の「異種移植の倫理に関する諮問グループ」は、〝サル類の使用については、ヒトに近く、みずからを認識する能力、精神能力などを考えると、隔離条件下での飼育を必要とするドナーとしての使用は、苦痛が大きすぎるため非倫理的〟とみなしています。

ドナー動物として最適と考えられるのはブタです。ブタは、臓器の大きさなど解剖的にもヒトに近く、飼育の歴史が長いことからブタ特有の疾患はよく研究されており、繁殖力が強く、食肉用として飼育されており倫理的および動物愛護の問題も少ないためです。

〝人間が生物の頂点に立っている〟との考えに立っている異種移植は、ある意味で〝人間の傲慢さ〟を現しているようで、〝人間の欲望の果てしなさ〟を感じさせます。

（２０２２年１月）

医学・医療についての独り言　２
ドーピング違反に思う

２０２２年２月４日から第24回冬季オリンピック北京２０２２大会は、新型コロナウイルスのオミクロン株に対する感染症による影響が懸念され、さらに、中国においてウイグル族が残虐行為を受けているとの人権問題から、米国をはじめとする数カ国が「外交ボイコット」を表明する中、世界91カ国が参加して開催されました。

日本は、金メダル３個、銀メダル６個、銅メダル９個となり、過去最多の18個のメダルを獲得しました。特にスピードスケートの高木美帆選手は、４個のメダルを獲得して、１つの大会の最多記録を達成しましたが、獲得した全てのレースをテレビの前で、とても緊張した思いで観戦しました。彼女のスケートに対する取り組みを取材したＮＨＫの特集番組を事前に観ていましたので、ちょっとした専門家のような見方でレース展開を観る事ができました。

日本人選手のメダル獲得のニュースに沸く一方で、採点基準や検査のあり方で疑問に思われる場面がありました。

スノーボードのハーフパイプの平野歩夢選手は、大技「トリプルコーク１４４０」を含む最高難度の演技を、決勝進出した12人でただ１人決めてトップを確信しましたが、豪州のライバルについで2位の判定となりました。その判定には、各国の選手や報道陣と共に納得がいきませんでしたが、「本当に惜しかった。銀メダルにとどまったが、よく頑張った。」と気持ちを切り替えました。

ところが、ラストチャンスで暫定2位から2回目以上に精度の高い大技トリプルコーク１４４０を成功させて大逆転し、金メダルを決めたシーンは、多くの人の記憶に刻まれたに違いなく、興奮して鳥肌が立ちました。

一方、素晴らしいオリンピック選手の活躍のなかで、五輪の今後が問われる事態が起こりました。

フィギュアスケート女子のロシア・オリンピック委員会（ＲＯＣ）から出場のカミラ・ワリエワ選手のドーピング問題です。

２０２１年12月の検査で禁止物質の陽性反応が出たにもかかわらず、疑惑を抱えたままのワリエワ選手の出場は、他の選手に戸惑いを与えており、国際オリンピック委員会（IOC）が申し立てを行いましたが、スポーツ仲裁裁判所（CAS）は〝16歳未満の「要保護者」だったこと〟を主な理由として申し立てを却下して出場を認めました。

その結果、ワリエワ選手が出場して団体競技でROCが1位になったメダルの授与式を、IOCは延期して、結局は、取りやめました。

IOCにすれば主催者としての面目を失わないために、メダルの返上や取替えは避けたいとの思いからの対応と考えられます。

一方、選手の立場からすれば、ドーピング違反もせずに頑張った報いのためにも、表彰台に立ちたい思いは、十分に理解できます。この点から考えても、IOCの対応は、不満であり、「選手がどこまで考慮されているのか？」の疑問が残ります。

IOCは、「選手が主役」と口をそろえますが、現実は「問題が起きれば選手は置き去り」が本当のところと思えます。

大学助教授（現在の准教授）の頃、教授会の卒業判定会議に、不在の教授の代わりに出席したことがあります。医学部は6年制ですから、最終学年の学生にとっては試験の出来が悪いと留年か場合によっては放校になります。教授不在のため、担当する学科の卒業試験問題作成から答案の評価、そして、試験の合否判定を行っていました。

その会議で、一人の留年している学生の卒業判定が問題になりました。校則では、2教科の試験が不合格の場合は、追試試験を受けることはできませんので、その学生は卒業ができずに放校となる可能性がありました。当の学生は、2教科で不合格との状態でしたので、不合格の判定をした2教科の教授が「困った、困った」と言って、議事が進行しない状態に陥りました。そのような時に、私は「先生方も、色々と検討された結果、各学生の評価をされたと思います。その中で、お二人の教授が、彼が今回卒業をできなければ放校になることをご存知の上で、不合格と評価を下されたわけです。それを、今になり評価判定で結論がぐらつくようでは、真面目に頑張ってきた学生たちはどうなるんでしょうか」と、つい発言をしてしまったことがありました。その発言が終わるか終わらないかのタイミングで、私の真正面に座っていた外科系の助教授I先生が力強い拍手をした途端に、会場はしーんとした静寂につつまれました。司会の教育担当副学長が、「今日はここまでにして、・・・・・・」と発言して卒業判定会議は終了しましたが、その後の経緯は、当時多忙だったために覚えていません。

このことから言いたい事は、〝ルールを守っている選手をまず第一に考えるべき〟ではないかと考えるからです。

15歳だから保護との考え方はわかりますが、保護されるべきは本人のメンタルを含めた心身であり、試合出場の権利ではないはずです。違反なのだから、出場停止にして、薬を遠ざける教育研修という保護が必要です。

一般の競技者たちは、故意ではなくても出場停止や一定期間の出場資格の剥奪処分は当たり前であり、管理責任者たちは厳しく処分されるべきです。

このままでは、クリーンなアスリートほど悲しい思いにさらされる状況になりかねません。

（2022年3月）

医学・医療についての独り言　3

マスクの弊害

新型コロナウィルス感染症の世界的蔓延が続いており、新たな変異株「オミクロン型」が猛威をふるっています。

最近では、感染力が強いとされるオミクロン株よりも感染力が1．2から1．4倍程度強いとされるオミクロン株の別系統「BA．2」が国内では支配的になりつつあります。そんな状況の中、1月に英国で初めて報告された、BA．1とBA．2の組み換えで生じたとされる「XE」系統と呼ばれる変異株が、入国の際の検疫にて検出され、新たな脅威となっています。

新型コロナウィルス感染症の流行の中、免疫力の低下している透析患者さんが感染すると、その死亡リスクは健康人の数倍に達することが判明しています。

私のクリニックでは透析患者さんの回診は、祝祭日に関係なく、月曜日から土曜日の午前中は40数人に行いますが、不織布マスクを着用して、全員に声をかけて体調を聞き、必要に応じて診察と説明を続けて行くと、少しの息苦しさを感じて大きく息を吸うことがあります。この時、〝酸欠を感じて〟、マスク着用の身体に及ぼす影響を感じることがあります。

クリニック開院後、地元の小学校の学校医を委嘱されており、毎年春になると担当する高学年（４年生、５年生と６年生）の身体検査を行いますが、コロナ感染症が流行する以前の生徒たちと今年の生徒たちに対する印象に違いがあることに気付きました。

生徒ごとに体調を聞きますが、〝聞き返さなければならないくらい〟小さな声でしゃべる生徒が多くいます。また、診察を待っている間に、〝うろうろ〟したり、カーテンの隙間から覗いたり、大声で大騒ぎしたりして、担任の先生から注意をされる生徒が皆無です。

本来なら、指導が行き届いた生徒たちと関心するところですが、コロナ感染症禍による「学校では、必要以上の大きな声を出さないで不要な身体の接触は避ける」という指導による影響が大きいようです。

人との接触を避ける生活が続くコロナ禍の環境下では、子供たちの脳や心の発達にとり、何らかの影響がある可能性は否定できません。

脳の発達過程においては、環境の影響を受けやすい「感受性期」という特別な時期があり、この時期の環境や経験は、生涯もつことになる脳と心にとり重要なものであることが知られています

京都大学教授（比較認知発達科学）の明和政子氏は、「大脳皮質にある〝視覚野〟と〝聴覚野〟の発達の感受性期は生後数ヶ月から就学期前くらいまでです。脳の発達の仕組みを考えると、視覚野や聴覚野の子供たちが現在置かれている状況を、軽視することはできません。マスクをした他者と過ごす日常では、相手の表情や口元から発せられる声を見聞きして、それを真似ながら学ぶ機会が激減している」と述べています。

さらに、米国のブラウン大学からは、「コロナ禍以前に生まれた生後3ヶ月から3歳の子供たちの認知発達の平均値を100とした場合、コロナ禍で生まれた同年代の子供たちは78まで低下している」との報告が出されています。マスク生活によるものなのか、制約が大きい日常生活によるものなのか、あるいは両親のストレスによるものか、原因は明らかではありません。

〝黙食〟や〝マスク着用〟がいつまで続くのか、先が見通せない状況が続いています。

〝マスク生活〟が、脳の発達の感受性期にある子供たちに、悪い影響を与える可能性が明らかになりつつあります。マスクの子供たちに及ぼす影響を、科学的に検討して、子供にとり重要な〝新しい生活様式〟を模索していく必要があると思います。

（２０２２年４月）

医学・医療についての独り言　4

女性医師の躍進

20数年前の懇親会の席で、招聘された某医学部教授が、ほろ酔い気分で面白い話を色々話された話題の中で、今でも鮮明に記憶している話があります。当の教授は次のような内容のことを話しました。〝WHOの関係者から聞いた話ですが、これからの日本の医師は、ロシア化して、その後中国化するようです。その意味は、ロシアは女性医師が主体であり、わが国でも今後女性医師が増加し、そして、中国では医師の社会的地位は高くなく、今後の日本の医師の社会的地位は低下する、と言うことです、〟と。

米ソ冷戦の頃、ソ連の医師の職業は、スターリンによる大粛清の影響もあり、魅力のない職業となり、医師の3人に2人は女性でした。

中国においては、医師は収入も低く、きつい仕事であり、誹謗中傷を受けたりして時には身の危険に曝されることもあり、最も優秀な理数系の高校生は医学部ではなく、社会的地位が高く安定した高級官僚を目指すという風潮になってきています。10数年前に中国医師協会が行った調査によると、医師のうちで、自分の子供に医師になって欲しくないと答えた人の割合は78％もありました。

まさに「日本の医師はロシア化して中国化する」との言葉が現実味を帯びてきていると感ぜざるを得なくなっています。

私が医師になった40数年前の女性医師の割合は10％前後でしたが、２０１２年（平成24年）の女性医師の割合は19．７％と2倍近くなっています。さらに、２０１８年の厚生労働省の報告では、女性医師の割合は21．９％までに増加して、医療施設に従事する29歳以下の医師では、女性の割合が35．９％に上っていることが判明しています。

日本女医会のホームページでは、２０００年度以降、医師国家試験に占める女子医学生の割合は30％超えと報告されており、益々ロシア化してきていることが明らかとなってきています。２０２１年４月の第１１５回医師国家試験では、合格者９０５８人のうち、女性は３０３９人で33．６％となり、合格者は女性が増える傾向が続いています。

医学部合格率においても、同様の傾向がみられます。

全国に81ある国公私立大学の医学部医学科の２０２１年度入試では女性受験生が４３

２４３人に対して５８８０人が合格して、合格率は13．６％、一方、男性は６２３２５人のうち８４２１人が合格して、合格率は13．51％で、男性を０．09％上回ったことが文部科学省の調査で明らかになりました。

近頃、女性医師数の増加は著しい状況である一方、男性医師数はほぼ横ばいであり、医師を目指して医学部に進学する女子学生の急増を考えると、今後、新卒勤務医の半分を女性医師が占める可能性があります。

そのため、日本の医療分野において、女性医師の増加はいくつかの変化をもたらすと考えられます。

女性医師の増加により、医師の多様性が向上して、患者とのコミュニケーションおよび異なる視点からの医療アプローチが可能になり、患者の要求により適した医療が提供される可能性が生まれます。

さらに、ワーク・ライフ・バランスの重要性が強調されて、女性医師たちが仕事と家庭生活の調和を図りやすい環境が整備されて、これが医療機関全体の労働環境改善に寄与すると思います。

また、女性医師が増えることで、女性患者の健康に関する問題へのアプローチが向上して女性患者は、特に婦人科や産科の分野で女性医師に対して、よりオープンになることが期待されます。

女性医師の増加が、医療分野におけるリーダーシップの概念やスタイルにも変化を与えて、女性医師が管理職やリーダーシップのポジションに就くことで、組織の運営や方針決定において、今までとは異なる視点が導入されることが期待されます。

当然、女性医師として仕事を継続していくためには、ある程度の個人の生活は犠牲になる覚悟を持たなければなりません。出産・育児に関する問題も含めて、家族の理解や協力が必要なことは言うまでもありません。

今後、女性医師を育てる環境を、如何に整えるかは重要な問題と考えます。

（2022年5月）

医学・医療についての独り言　5

科学の信頼性を揺るがす査読不正

研究者にとり、自分の研究した成果が、有名な一流学術雑誌に掲載されることは、目標であり夢であり、研究者冥利につきます。

学術雑誌に掲載される際には、投稿した論文を、その分野を専門とする研究者が読んで内容の妥当性などを精査して、掲載するか否かの判断をすることが必要であり、この過程を〝査読（ｐｅｅｒ　ｒｅｖｉｅｗ、ピア・レビュー）〟と呼びます。

学術雑誌における査読においては、専門性と客観的評価が重要であるため、雑誌の編集部が査読者を選出および手配して、論文著者に誰が査読するかは通知せず、さらに、査読者への接触も禁止するのが通例です。

査読の評価内容により雑誌への掲載が決定されることになるため、科学的に評価の高い学術雑誌の場合には、査読者は通常複数の専門家が、著者および所属機関との独立性を重視されて選定されます。

新潟大学医学部に在籍していた時代に、腎臓病の病変の進展における血液の凝固・線溶系の関与の研究をしていたことがあります。学生時代から血液凝固・線溶系に対する興味を持っていたこともあり、また当時は腎臓病学分野からのアプローチが少なかったため、腎臓の糸球体内で血液凝固・線溶系の各因子の動態を明らかにする研究を行って、研究成果を日本腎臓学会のみならず日本止血血栓学会にも発表し、外国雑誌に数編の論文として掲載されたことがありました。

後日のことですが、福井医科大学（現在福井大学医学部）に転任してから、さらなる糸球体病変と血液の凝固・線溶系に関する研究成果の論文をある外国雑誌に投稿したことがありました。投稿して2週間後に、以前所属していた新潟大学第2内科の私宛に、〝福井医科大学の鈴木の論文のレフェリーになってください〟との論文の査読の依頼の文書が届いたのには驚きました。

早速、その医学雑誌の編集責任者に〝福井医科大学の鈴木〟は〝新潟大学の鈴木〟と同一研究者であるため、自分の論文を自分では審査はできない旨を文書で返送すると、間もなくしてから〝福井医科大学の鈴木の論文〟は、〝ａｃｃｅｐｔ（受理された）〟との正式文書が手元に届きました。これには、驚くこと意外ありませんでしたが、この分野で研究をしているのは自分くらいなのだという自負を持ちました。

このエピソードは、笑い話ではなく、医学雑誌のレベルの違いはあるにせよ、世界のトップを争う雑誌「Nature」および「Science」の基礎医学の報告では、「New England Journal of Medicine」および「Lancet」の臨床医学の報告のように臨床医がその真意を経験的に判断できるのとは異なり、その分野の基礎研究のトップを走る研究者あるいは研究仲間が、投稿された論文を自分達で審査することになり、不正の報告が生じる可能性があります。

福井大学「子供のこころの発達研究センター」のT教授は、子供の脳の発達に関する研究の専門家ですが、国際学術誌に投稿した自分の論文の「査読」に関わったとされる問題で、米学術出版大手ワイリーとオランダの学術出版大手エルゼビアは、それぞれの掲載論文を、〝査読に不正があったと認定して〟、論文を撤回して波紋が広がっています。T教授と、査読を担った千葉大学の研究者がメールのやり取りをしていた疑いがもたれています。

学術誌への論文掲載は、研究者の評価に反映することから、論文の質を担保するためにも高い客観性と透明性が求められます。今回の「査読不正」が事実なら、科学の信頼性を根底から揺るがすことになりかねません。

（２０２２年７月）

医学・医療についての独り言　６
生命の起源は地球外の隕石と共に？

探査機「はやぶさ2」が、小惑星「リュウグウ」から地球に持ち帰った砂の分析結果が明らかになってきました。

岡山大学などが日本学士院紀要に発表した論文において、「砂０．０５５グラムから23種類のアミノ酸を確認」と明らかにされました。イソロイシン、バリン、スレオニンなどのほか、グルタミン酸およびコラーゲンの材料になるグリシンも検出されました。はやぶさ2が持ち帰った砂や石は、約５．４グラムあり、海洋研究開発機構（ＪＡＭＳＴＥＣ）や米航空宇宙局（ＮＡＳＡ）など14カ国のチームも分析を進めており、地球外の惑星から多様なアミノ酸がまとまって検出されたことは初めてのことから、さらなる成果が期待されます。

地球上の生命における蛋白質はアミノ酸から構成されていますが、アミノ酸は原子が立体的に組み合わされた分子です。このアミノ酸には、右手と左手のように互いに鏡像関係にあり、分子の結合を組み替えない限り、重ね合わせることができないものが存在します。このような互いに鏡像の関係にあるものは「鏡像異性体」と呼ばれます。アミノ酸の鏡像異性体は、それぞれＬ型（左型）とＤ型（右型）に分類され、通常は左型と右型はほぼ等量生成されることが知られています。

ところが、驚くべきことですが、地球上の生命におけるアミノ酸は、なぜかほとんどが左型になっています。そのため、このような生命におけるアミノ酸鏡像異性体の特異性は、生命の起源と関係があるのではないかと注目されているのです。

地球の成り立ちの初期における重要な出来事として、「隕石の絨毯爆撃期」と言われる時期に、地球の外から降り注ぐ隕石と共に、生命の発生のキッカケになるものが地球上に持ち込まれた可能性が考えられています。

実際に、１９９０年代後半以降、マーチソン隕石を含む複数の隕石中にアミノ酸の鏡像異性体の偏りが報告されており、地球外起源の考え方を後押ししています。

「リュウグウ」のアミノ酸に、はたして左右差があるのか？

今後の分析結果が待たれますが、見つかったアミノ酸が左型に偏っていれば、地球上の生物の由来である可能性が高まり、一方、偏りがなければ、生命の起源がどこなのか、謎が深まることになります。

小惑星リュウグウから持ち帰った「玉手箱」を開けた人類は、この先、いかなる運命を辿ることになるのでしょうか？

（2022年8月）

医学・医療についての独り言　7
今時の学校の健康診断

「上半身裸の健康診断　必要?」の記事が、朝日新聞（２０２２年12月29日付）の社会面に掲載されました。子供たちや保護者の中には、「上半身裸の健康診断」に対して異議を唱える人たちが各地にいるようです。

記事によると、「京都府長岡京市の小中学校14校では健康診断の際、上半身裸で内科検診をしている。市によると、他の児童生徒から見えないようにした上で、医師が脊柱側わん症（背骨のゆがみ）などを調べている。7月、こうした健診への疑問や不安の声が噴出した。きっかけは、岡山市の小中学校で健康診断を担当していた医師が逮捕された盗撮事件。長岡京市の保護者と児童生徒でつくる『子どもたちの安心できる健康診断をめざす会』は11月、上半身脱衣での学校健診の見直しを求める約5千筆の署名を市教育委員会に提出した」となっています。

脱衣の健康診断に反対する動きは、別の地域にもあり、千葉県では本人の意思を尊重した健康診断を求めて署名活動を行って、４万人超えの賛同者を集めています。

学校での性被害防止に取り組む「スクール・セクシュアル・ハラスメント防止全国ネットワーク」には、裸になるのを苦痛と感じる男子から、また、「生徒の心を守れない」と教員から、相談があったといいます。

さらに記事は、「市教育委員会が脱衣での健診の根拠にしているのは、京都府医師会の見解であり、医師会は、ブラジャーなどの下着をつけた場合、心雑音の聴診に必要な箇所の大部分が隠されてしまい正確な聴診ができないと説明し、加えて、シャツなどは肩のラインを隠してしまうため、脊柱側わん症を見落とす原因にもなるとして、『診断の精度を上げるために脱衣は必要』と主張している」と続いています。

学校保健安全法は、学校における児童生徒等及び職員の健康の保持増進を図るために。昭和33年に制定された法律です。

健康診断は、上記法律により、毎学年6月30日までに施行することが定められており、身長・体重・栄養状態・脊柱及び胸郭の疾病及び異常の有無並びに四肢の状態・心臓の疾病及び異常の有無・結核の有無・視力・聴力などが診断されることになっています。

クリニック開院にあたり、地元の医師会に属するようになり、近くの小学校の学校医に市から委嘱されてから、約20年が経過しました。担当は、小学4年から6年生を担当していますが、児童の性格や体格は、本当に千差万別です。

学校医になった当初から児童は、養護教諭の考えからか、着衣と脱衣、さまざまでしたが、基本的には児童の気持ちを優先させて着衣のままでも診察を実施してきました。

脱衣での健康診断が、医学的に絶対必要であるなら、地域・学校ごとに方針が異なるのは問題であり、毎年の健康診断は学校保健安全法により義務付けられている以上、国レベル（文部科学省）の統一見解が示されるべきと考えます。

脱衣による健康診断に、どうしても抵抗がある児童生徒に対しては、かかりつけ医による診断書の提出など、プライバシーを尊重した方法も考えるべきと思います。

ＬＧＢＴという言葉が一般社会において認知されつつある時代の流れの中において、学校という狭い社会における健康診断の実施には、児童生徒はもちろん保護者の理解を得た、十分にプライバシーを尊重した〝今時の〟健康診断が求められています。

（２０２３年２月）

医学・医療についての独り言　8

心臓は、なぜ左なのか？

動物の体の構造は、例えば心臓が左など、左右非対称性なことが多くあります。

「なぜ、こうした内臓器官の左右非対称性が生じるのか？」との疑問を持つのは当然ですが、多くの動物において共通に認められることから、生物がそのように進化を遂げてきたことには理由があったと考えられます。

動物の進化において、内臓器官が複雑になっていく過程で、限定された空間に多くの器官が配置されるためには、左右非対称になる必要性があったと考えられています。

同様に、臓器の配置の非対称性だけではなく、臓器そのものの形態が非対称である点も重要です。例えば、肺臓は左右対称に見えますが、左右で構造は異なります。肺は分葉構造をとりますが、左肺は上葉と下葉の2葉からなり、右肺は上葉、中葉と下葉の3葉から成っています。

心臓をはじめ他の臓器も、収納と機能の両面を最適化するために、必要上非対称性を呈しているとと考えられます。

このような発生過程における左右非対称性が生じるスタートは、とても興味あるものです。

ヒトの体には、背─腹、頭─尾、左─右、という3つの軸があり、発生段階において、この順で軸の形成が進行します。

頭─尾の軸が確立すると、体の真ん中くらいにノード（結節）が出現します。この組織を構成する細胞表面には繊毛が生えており、この繊毛が一定方向に回転することにより、周囲の体液に、一定方向の水流が生じます。次に、その水流の方向性の偏りがシグナルとなり、特定の遺伝子が体の左側だけに発現します。その結果により、左右非対称性が生じるメカニズムになっています。

要するに、左右非対称性のスタートは、タンパク質分子でできた小さな繊毛の回転方向が、一定の方向に偏っていることから始まるのです。

ヒトを含めた生物の神秘が、分子生物学的手法により、つぎつぎと解明されて行くさまに感動を覚えます。

今後、正常発生のみではなく発生異常について解析することにより、さまざまな疾患および奇形の発生機序の解明に大きな期待がかかります。

（２０２３年４月）

医学・医療についての独り言　９
科学研究費の額と成果・論文数との関係は？

２０１９年11月に京都大学ｉＰＳ細胞研究所の所長である山中伸弥教授が会見において、〝政府が２０２２年度までの10年間、補正予算を含め１１００億円の研究費を投入する〟研究開発の後押しの支援の打ち切りを表明したことで、支援額の減額とする案が政府内に存在することが表面化して、混乱が起きたことがあります。

混乱の原因には、ｉＰＳ細胞備蓄事業に対する評価や今後の方向性について、政府と研究者を含めた関係者の間に意見の違いがあった背景が報道されました。

私も、文部（科学）省科学研究費、厚生科学研究費や日本医師会医学研究助成費などを授与されて、ライフワークの「ＩｇＡ腎症の発症の病因解明に関する研究」を進展させて、その成果を論文として発表してきましたが、研究費は、あくまでも〝応募〟による審査・評価された上での獲得でした。

果たして、『科学研究費の額と成果・論文数は比例しているのでしょうか』？

科学研究費の配分に関しては、特定の研究者に高額を集中して投入する場合と、多くの研究者に少額でも配分する場合があり、どちらが成果および論文数が優れるかについては、一概には言えません。これは、研究の性質や目標に依存すると思います。
①特定の研究者に高額を集中して投入する場合
＊利点
・有望な研究者に充分なリソースを提供して、高リスク・高リターンの研究に取り込む機会を提供できる。
・少数の研究者に資金を集中させることで、専門知識やリーダーシップによる研究の推進ができる。
＊欠点
・成果が保証されないため、資金の効果が不確実であることがある。
・他の有望な研究者がリソース不足に陥る可能性がある。
・多様な研究分野への投資機会が制限される。

②多くの研究者に少額でも配分する場合

＊利点

・多様な研究プロジェクトに支援を提供して、リスクを分散できる。

・少額の資金でも多くの研究者が研究を進めて、成果・論文数が多くなる可能性がある。

・研究者全体にリソースが行き渡り、科学の多様性が維持できる。

＊欠点

・各研究プロジェクトに十分な資金を提供できない可能性がある。

・高リスク・高リターンのプロジェクトへの資金が不足する可能性がある。

最終的には、どちらのアプローチが優れているかは、研究目標、研究分野、予算の制約、研究者の能力などに依存すると考えます。

「ノーベル賞級の研究成果を上げるには、少数の研究費を多くの研究者に配る方が良い」との分析結果を、筑波大学と弘前大学のチームが米国の電子版科学誌『プロスワン』に発表しました。

チームは、1991年以降の科学研究費助成事業（科研費）のうち、生命科学・医学分野の18万件以上を対象に、研究費と論文数などとの関係を調査しました。

その結果、高額な研究費を少数の研究者に配るよりも、500万円以下の少額の研究費をより多くの研究者に配る方が、論文数、新たな研究分野およびノーベル賞級の成果につながるキーワード数で上回ることが明らかとなりました。

さらに、研究者にとっては、高額な研究費を得られるほど多くの成果を生み出せるが、5000万円以上になると論文数やノーベル賞につながるキーワードなどは横ばいになることがわかりました。

科学研究費の配分には、バランスを取ることが重要であり、一部の研究者に高額の資金を提供する一方で、多くの研究者に少額の資金を提供することで、研究の多様性と効率性を両立させる方法が良いと考えられます。また、それ以上に、配分には透明性と公平性が考慮されるべきと思います。


（2023年9月）

医学・医療についての独り言　10
難病の治療薬：膨らむ医療費

２０１９年に従来の治療が効かなくなった白血病患者に使用される「キムリア」が、さらに、２０２０年には指定難病の脊髄性筋萎縮症の治療で、２歳未満の患者に１回点滴する「ゾルゲンスマ」が登場して、２０２１年には両方とも薬価３０００万円を超えるガン治療薬として保険が適用されました。

高度な技術により開発された治療薬は、高額になる傾向があり、そのような新薬が公的保険で適用されることにより、１ヶ月の医療費が１０００万円以上になるレセプト（高額レセプト）が増加しています。

健康保険組合連合会によると、高額レセプトの件数は年々増加して、２０２２年度は２０１９年度の８５１件から倍増し、２０１４年度の３００件と比較すると、約６倍に増加しています。

医療の高度化は、高齢化と共に国内全体の医療費を増加させて、２０２２年度の概算医療費は過去最高の46兆円となり、10年前から7．6兆円増加しています。

高額薬への保険適用は、今後も次々と続いています。

遺伝性の視覚障害「遺伝性網膜ジストロフィー」の中で、眼の奥にある網膜で光を感じる働きに関与する遺伝子「ＲＰＥ65」に変異がある患者に対する治療薬〝ルクスターナ〟は、この薬を眼の奥に注射すると、正常なＲＰＥ65遺伝子を患者の細胞に入れることにより、光を感じるメカニズムが作用するようになります。ルクスターナの１回分の薬価は約４９６０万円であり、患者の両目に１回ずつ投与すると、患者１人当たり約１億円になります。

最近になり承認されたアルツハイマー病の新治療薬「レカネマブ」は米国では年間２６５００ドル（約３９３万円）に設定され、さらに日本イーライリリーは新たなタイプの治療薬「ドナネマブ」の国内での製造販売に向けた承認を厚生労働省に申請しています。

難病に対する新しい治療薬が出現することは大変嬉しいことではありますが、それらの治療薬が高額の薬価として保険適用されることについて、人道的な観点から考えると複雑です。

この問題に関する異なる視点から考えることはとても重要であると思います。

①患者の健康と生存の改善

難病の新しい治療薬は、その疾患を持つ患者にとって生命の質を向上させ、生存率を向上させる可能性があります。この点から見れば、高額な薬価でも人道的な観点から支持されることがあります。

②疾患の種類と深刻さ

難病の種類や深刻さによって、治療薬の価格設定について異なる意見が出ることがあります。一部の難病は非常に稀で、治療薬の研究と開発に高いコストが必要になるため、高額な価格が設定されることがあります。一方、これらの疾患は患者にとって非常に苦痛なものであり、治療薬の提供が彼らの生活を改善する可能性があります。

③アクセスと平等性

高額な治療薬は、経済的に弱い立場にある患者にとってアクセスが制限される可能性があります。この場合、人道的な観点からは、薬価の割引や支援策を提供することが求められる可能性があります。国や地域の政策や制度が、この問題をどのように取り扱うかが重要です。

④研究と開発の促進

高額な薬価が設定されることで、製薬会社は新しい治療薬の研究と開発に資金を供給しやすくなります。これにより、将来的には他の難病にも治療法が見つかる可能性が高まります。この観点から、高額薬価は将来の医療イノベーションに貢献することになるかもしれません。

難病の治療薬の高額薬価はとても複雑な問題であり、多くの要因を考慮する必要があると思います。人道的な観点からは、患者の健康と生存を最優先に考えるべきですが、同時にアクセスや平等性も確保しなければなりません。

国や地域の政策や倫理観および社会の価値観に基づいて、適切なバランスを見出す必要があると考えます。

（２０２３年10月）

医学・医療についての独り言　11

脳死臓器提供

１９９７年10月16日に脳死となった人からの臓器提供を可能とした臓器移植法が施行されてから26年経て、国内の脳死臓器提供が１０００件に達したことが、日本臓器移植ネットワーク（ＪＯＴ）から発表されました。

脳死となった人からは、心臓、肺、肝臓、腎臓、膵臓、小腸と眼球の提供が認められています。

世界保健機関（ＷＨＯ）などの２０２２年調査では、人口１００万人当たりの脳死ドナー数は米国30．25人、スペイン27．47人、フランス22．24人、韓国7．89人に対して、日本は0．74人であり、先進国においては最低の水準にいます。

臓器移植を希望する患者がＪＯＴに登録してから移植までの待機期間は、腎臓が平均14年８ヶ月と最長で、心臓は平均３年５ヶ月、膵臓は平均３年３ヶ月と日本では長く待つことになります。

日本の脳死の臓器移植が進まない理由は、いくつかの要因が絡んでいます。

1．死生観

日本の死生観は独自で、仏教や神道、儒教などの宗教的影響が見られます。死者への敬意が高く、死をめぐる儀式や慣習が重要視されています。死後臓器提供については、遺族や本人の意思尊重が非常に重要視されており、これが臓器移植の普及に影響を与えています。

2．日本人の感情

日本人の感情に関して、臓器移植に対する意識や感情は多様です。一部の人々は臓器提供や臓器受け入れに賛成し、他の人々は文化的、宗教的、倫理的な理由から反対することもあります。臓器提供に関する決断は、個人と家族の信念そして価値観に影響を受けることが一般的です。

3．法的制約

長い間、臓器移植に関する法的規定は厳格で、脳死の診断基準も他国と比べて厳格でした。これは、臓器提供の機会を制限して、移植手術を進展させるのを難しくしていました。

4．有料提供の禁止

臓器提供者への金銭報酬は禁止されており、この規制が臓器提供の促進を難しくしています。他国においては、報酬を受けることで臓器提供者が増えることがあるため、日本とは異なります。

5．低い意識と情報不足

臓器移植に関する正確な情報および教育が不足しており、多くの人々が臓器提供についての知識が不足していることが挙げられます。

6．移植施設の不足

移植手術を行うための施設や専門家の不足が問題で、移植の実施が限定されています。

日本における脳死による臓器移植は、感情や死生観など複雑で多様な要素から成り立っており、文化や法制度の変化によって影響を受けています。

最近、臓器提供促進のための法改正や啓蒙活動が行われており、日本の臓器移植の状況は変わりつつあり、意識の向上が進んできていると思いますが、様々な要因がなお存在しており、臓器移植が他国に比べて進まない状況が続いて行くと思います。

（２０２３年11月）

医学・医療についての独り言　12
リフィーディング症候群

個人のクリニックを開院した当初に、透析医療を受けるために紹介・転院されてきた患者Ｉさんとの付き合いは長く、21年にもなりました。

転院して間もないＩさんは、持病の糖尿病もあるためか、月・水・金曜日の週３回の透析に来院するたびに、体重が平均10 kg近い増加が認められるように水分の摂取が多い患者さんでした。

スタッフが体調維持のために、体重の管理をＩさんに指導するたびに、トラブルが起きるような状況でした。

そのためか、Ｉさんが転院を希望されることがあり、Ｉさんは希望する病院に紹介状を持参して透析担当医に受診したことがありましたが、担当医から「あなたのような体重管理ができない患者は、とても受け入れられません」と断られて、当クリニックに舞い戻ってきたことがありました。

他病院に転院を拒否されてからは、Ｉさんは反省したのか、考えられないような透析間の体重増加は見られなくなりました。

その後、透析20年経過するまで、安定した透析生活を送ることができましたが、１年前から食事量と体力が徐々に低下するようになり、肺炎で近くの総合病院に入院して、退院後からは食欲がなくなり、低血糖のために意識障害などを呈することがあり、病院の救急外来を受診して、糖分の補給を受けて回復して帰宅することが頻回に見られるようになりました。

患者・家族・当院の担当スタッフとの間で話し合いが持たれて、今後、介護の支援を受けて、近医の往診を定期的に受けることに方針が決まって間もない日、朝６時前に普段とは違って朝食をしっかり摂って、車椅子に乗って、当院へ透析を受けるために午前９時ごろ自家用車で到着した際、死亡が確認されました。〝大往生〟でした。

Ｉさんの場合とは異なりますが、〝慢性的な栄養不良状態が続き高度の低栄養状態にある患者さんに、いきなり十分量の栄養補給を行うことにより発症する一連の代謝合併症の総称〟は「リフィーディング症候群（ｒｅｆｅｅｄｉｎｇ ｓｙｎｄｒｏｍｅ）」と呼ばれます。

リフィーディング症候群では、心不全、意識障害、痙攣発作、四肢麻痺、高血糖あるいは低血糖発作、呼吸不全などの多彩な臨床像を呈して、心停止を含む致死的合併症による死亡例も報告されています。

兵糧攻めに耐えて生存した人たちが、食べ物を口にした直後に多数亡くなった、とされる戦国時代の史実に注目して、鹿野泰寛氏・青山彩香氏・山本隆一朗氏の３名は、この因果関係から「リフィーディング症候群」と推察した論文を発表しました。

３名の研究グループが注目したのは、織田信長の命を受けた羽柴秀吉が１５８１年に鳥取城を兵糧攻めにした「鳥取の渇（かつ）え殺し」でした。

備中高松城を攻めた「高松の水攻め」、三木城の「三木の干し殺し」と並んで、豊臣（羽柴）秀吉の３大城攻めと知られた鳥取城の戦いでは、鳥取城に立て篭もった人々が人肉を食べるほど追い詰められたと伝聞されています。

秀吉は鳥取城に対して、兵糧攻めを仕掛けるために、城攻めの前に、鳥取城周辺の地の米を通常の数倍の値段で買い占めました。さらに、城周辺の農民ら２０００人以上を城内に追いやったために、兵士約１５００人だったところが、約４０００人の大所帯になりました。秀吉の兵糧攻めにより、籠城から２ヶ月で食糧はつき、軍馬を食べ、草の根も食べて、ついには餓死者も出始めて、とうとう人肉喰らいまで行われました。

落城後、飢餓状態にあった人々に、秀吉が粥を与えると過半数が直ぐに死んだことが「信長公記」に記述がありますが、秀吉の伝記「豊鑑」には、粥を大量に食べた者が直ぐに死に、少量づつ食べた者は問題がなかったと記述されています。

研究グループは、生存者が極度の飢餓状態にあり、粥そのものには問題がないと推察して、粥を食べた量が生死を分けたことに着目し、飢餓の後で急に炭水化物を摂取したことで大量死に至ったことから、「リフィーディング症候群」と推察されると結論を出しました。

〃まさに、歴史から学ぶ〃思いがします。

低栄養状態で入院した患者さんが、一層の低栄養の進行により、直ちに死に至ることはなく、急速な栄養の投与により却って生命が危うくなる可能性を忘れないことが大切です。

（２０２３年12月）

社会・世の中についての独り言

社会・世の中についての独り言　1
こいつは春から縁起がいいわえ

新型コロナウイルス感染症が世界中に大流行して、多くの人命が失われて医療崩壊が起きつつあり、透析患者さんのコロナ感染に気をつけた診療の明け暮れで、ＮＨＫの紅白歌合戦をテレビで観て今日が大晦日であることを知るような状況の中で新年（２０２１年）を迎えました。

毎年、年末がどんなに忙しくても、元旦に年賀状を楽しく待つ気持ちは、誰でもいくつになっても同じだと思います。先輩、同級生そして後輩が元気に頑張っているのか、合格通知を待つような気持ちで、郵便受けに年賀状を取りに行くのが常です。

年賀状とは、奈良時代からある〝年始回り〟を起源として、それを簡略化したもので、長く続く日本独自の習慣です。年始回りとは、お世話になった人や親類の人たちに新年の挨拶をして回ることですが、平安時代には習慣とし広まり、年始の挨拶が遠方のために直接できない人への年始回りに代わるものとして、文書による年始の挨拶が行われました。平安時代後期の儒学者の藤原明衡によってまとめられた最古の往来物（手紙文例集）である「雲州消息」には、年始の挨拶の文例が収められています。

安土桃山時代から江戸時代にかけての近世の武家社会になると、文書による年始の挨拶が一般的になり、庶民の間でも飛脚や使用人による私的な方法による年始の挨拶の文書が送られていました。

明治維新後には郵便制度が確立され、当初は年始の挨拶（年賀状）は書状の形式がほとんどでしたが、１８７３年に郵便はがきが発行されるようになると、簡潔に安価で書き送れるようになり、はがき（葉書）で年賀状を送る習慣が急速に広まりました。その後、１９４９年12月からお年玉くじつき年賀はがきが発行されるようになり、年賀状（年賀はがき）を出すことが、すっかり国民的行事として定着しました。

１９４５年には、お年玉くじ付き年賀はがきの最初の商品が出現しました。特等は「ミシン」、1等は「純毛服地」、2等は「学童用グローブ」、3等は「学童用こうもり傘」、4等は「はがき入れ」5等は「便せん」、そして6等は「切手シート」でした。特等と1等の両方が洋裁に関係しているのは、当時は市販の服が高価なために、家庭での洋裁が盛んに行われていたためで、2等と3等が学童用品であったのはベビーブームを反映したものと考えられます。1950年代には「電気洗濯機」、「箪笥」と生活に必要な商品が、1960年代には「ステレオ」、「8ミリカメラ」、「ポータブルテレビ」などの余暇やレジャーに関した物が特等の商品でした。1970年代には「電子卓上計算機」、「ラジカセ」などのデジタル電気製品が、1980年代には「コンパクトカメラ」、「カラーテレビ」および「電子レンジ」など、庶民にはまだまだ手が届かないものでした。

その後、特等はなくなり、1等と2等に数種類の商品が挙げられて、その中から好きな物を選ぶように変わりました。

2000年を過ぎる頃から、電子メールが一般に広まった結果、年賀はがきの販売数の減少が目立つようになり、日本郵便がその対策の1つとして1等商品を現金にするようになっています。

お年玉くじで当たる賞品は、時代と共に変化してきており、歴代の当選の商品を眺めると日本の戦後の時代の変化を知るようで興味が尽きません。

２０２１年１月17日にお年玉くじ付き年賀はがきの抽選会が行われ、当選番号が決定したこともあり、抽選会から１週間ほどして、受け取った年賀状を再度読み直しつつ、住所変更がないか確認しつつ、当選番号と一致したものがないかと楽しみながらチェックする例年の慣わしをしました。１等や２等は当たらないものと思い、切手シートがいくつか当たればと末尾の番号をチェックしていましたが、東京在住のＨ先生の年賀状を読んでいたときに、「４６２」で〝あれっ〟と、「７５７」で〝エッ〟、〝７５７４６２〟を確認して〝やったー〟と叫びました。さらに、「１等賞品が現金30万円または電子マネー31万円分」を確認して、〝本当っ〟と叫ぶ自分がいました。

その後、当選確率が〝１００万分の１〟であることに気が付き、歌舞伎の名台詞（せりふ）『こいつは春から縁起が良いわい』と呟いていました。

（２０２１年１月）

社会・世の中についての独り言　2

ゴジラ

まだ白黒テレビが一般的であった小学生の頃に観た映画で、未だに記憶に鮮明に残っているのは、俳優の宝田明さんが主演した映画「ゴジラ」です。ゴジラの圧倒的破壊力に、興奮してテレビに釘付けになったことを思い出します。

米国の水爆実験と我が国の第5福竜丸乗組員の被爆をヒントに、東宝が1954年に製作した映画で、観客動員数は961万人にのぼり大ヒットしました。

映画では、大戸島に古くから伝承されてきている、海底の洞窟に潜んでいたジュラ紀の怪獣「呉爾羅（ゴジラ）」が、繰り返される水爆実験により安住の地を追われて日本（東京）に上陸して、破壊の限りを尽くす内容となっています。

映画の中で、ゴジラが銀座和光ビルの時計台を破壊する場面がありますが、和光本社はこれに激怒して、数年間は東宝の一切のロケ使用を許可しなかったとのエピソードがあります。また、映画を鑑賞した後に、実際に銀座和光ビルが破壊されたかどうか、確認にくる人たちがいたと言われており、当時のセンセーショナルな映画であったことが想像されます。

終盤は、俳優の平田昭彦さん演じる芹沢博士が開発した、「オキシジェン・デストロイヤー」の登場で一気に映画に呑み込まれていきます。オキシジェン・デストロイヤーは、芹沢博士が酸素の研究をしていた時に偶然に発見したもので、〝水中の酸素を一瞬のうちに破壊し尽して、全ての生物を窒息死させて、さらに液化する〟ものであり、「原水爆に匹敵する恐るべき破壊兵器になり得る」と芹沢博士は話して、その使用を断固として拒絶しました。しかし、破壊尽くされた東京の光景や被災者の姿がテレビに映し出されるに及んで、オキシジェン・デストロイヤーの使用を決意した芹沢博士は、研究資料の全てを焼却して、自決することで自分自身が知るオキシジェン・デストロイヤーの秘密を全世界から完全に消滅させつつ、ゴジラを泡として消し去る場面には感動しました。

その後、ゴジラシリーズの映画を観る機会がありませんでしたが、数年前に家族と東京日比谷に宿泊していた際に、若干の待ち時間ができたので、久しぶりに近くの映画館で上映していた「シン・ゴジラ」を観ました。「シン・ゴジラ」は、長期ゴジラシリーズの第29

作目にあたりますが、第1作とは全くイメージが違った作品になっていました。その後、テレビの番組で数回「シン・ゴジラ」を鑑賞して、この映画のモチーフが東日本大震災と、それにより引き起こされた福島の原子力発電所の事故であると思いました。

映画を観ながら、とても気になり興味を持ったことは、〝いったいどのような方法でゴジラを倒すのか？〟でした。第1作では芹沢博士の秘密兵器であるオキシジェン・デストロイヤーの使用で徹底的にゴジラを消滅させましたが、「はたして第29作ではどのような戦略で立ち向かうのか？」と興味津々で映画の終盤を楽しみました。

映画では、〝ゴジラは血液凝固剤を経口投与されて凍結してしまう〟との結末でした。この攻撃の発想には驚かされました

この攻撃が「ヤシオリ作戦」と命名されて実行されましたが、劇中では命名の理由が明らかではなかったので、〝何故、この名がついたのか？〟気になりました。

「ヤシオリ作戦」の「ヤシオリ」は、「八塩折（やしおり）之酒」から由来したものと思います。「八塩折（やしおり）之酒」は、日本神話のヤマタノオロチを退治する際に使用された酒とされ、「ヤシオリ作戦」はゴジラをヤマタノオロチに見立てたところから命名

されたのかもしれません。

日本書紀では、「いろいろなこのみをはち（八）回醸してつくる」と書かれているようで、現在でも、島根県の酒蔵でつくられており、是非味わってみたいと思います。

「ゴジラ」は、日本の各地に伝承されてきた神話のなかの生き物として、日本人にとっては〝神〟なのかもしれません。そんな思いで、ゴジラ映画を鑑賞してみても良いかもしれません。


（2021年8月）

社会・世の中についての独り言　３

蕎麦

クリニックを開院して間もない頃は、秋になると、クリニックの周囲から、何とも言えない鶏糞の肥料のような臭いが漂うようになり、新蕎麦（しんそば）のシーズン到来を感じて生唾をゴクンと飲み込むことがありました。

新蕎麦は、秋に収穫された蕎麦の実を使用して、秋から初冬にかけて作られる旬のものであり、香りが高く、味も格別です。

澱粉の少ない蕎麦粉は細く伸ばすと切れ易いため、大抵は小麦粉を〝つなぎ〟として混ぜる「二八蕎麦（蕎麦粉８：小麦粉２）」ですが、二八蕎麦よりも歯切れが良い「十割蕎麦」が好みです。

今から10年ほど前になりますが、ゴルフの腕前を上げようと、片山津ゴルフ倶楽部の月例に参加していた頃、毎回のように月例のラウンド終了後には、ゴルフ場の近くにあった手打ち蕎麦店の「Ｔ」に寄って昼食をとったことがありました。後で知ったことですが、蕎麦処Ｔに最初に寄った頃は、タクシードライバーだった店主が、蕎麦打ちにのめり込んだ末に脱サラして店を始めたばかりでした。最初に立ち寄った際に、店内がピーンと張り詰めた雰囲気に感じたので、注文した「手打ちのざるそば」が出来上がって来た時に、「よっし」と自分に気合を入れて、食べ始めました。

先ずはじめに、蕎麦の臭いを嗅いで、箸で蕎麦を1本とって食べて風味や触感を感じて、次に茶碗のそばつゆを口に含んで汁を感じてから、蕎麦の下の半分くらいに少量のそばつゆをつけて、啜る音を立てながら一気に食べました。それから、ねぎ・わさびは、蕎麦の上に載せて、そばつゆを少量つけて、蕎麦を啜りました。

落語の世界では、そば通が最後に、一度でいいからつゆをたっぷりつけて食べてみたかったと本音を吐く噺がありますが、この一連の動作を、店主が調理場から見ていることに気付いて、食べ終わるまで続けました。最後に、蕎麦湯が出されましたが、それまでに味わったことがないくらい美味しかったことを覚えています。

話しはここでは終わりません。次に立ち寄った頃から、「今日の蕎麦の太さはどうでしたか?」、「今日のそばつゆの風味はどうでしたか?」、「今日のわさびの風味はどうでしたか?」、挙句の果てに、「良い皿、竹細工などあるので、家に上がって、ちょっと見てくださいな」となり、〝これから有名になる〟竹細工師の作品を、付き合いで購入する羽目になったことがありました。そんな事があってからは、ゴルフラウンドが終了した後は、クラブハウスのレストランでランチを食べる習慣になりました。

小・中・高等学校と東京都内の学校に電車通学をしていましたので、改札口近くや駅構内で、立ち食い蕎麦店から漂ってくる〝つゆ〟の香りがすると、お腹が「グーッ」と鳴って、唾が出てきたことが思い出されます。

出張先や旅先で、駅のホームに吹きすさぶ寒風の中で、つゆの香りに誘われて、「駅そば」に立ち寄りたくなった思い出は誰にもあると思います。

つゆに使用する醤油は、東・西日本で異なり、「東の濃い口、西の薄口」となり、『東西「駅そば」探訪』（交通新聞社）によると、「つゆの濃さの境界は、ＪＲ東海道線なら関ヶ原駅」となるようです。

ところで、「蕎麦つゆ」と「めんつゆ」は、色は同じ茶色で違いがないようですが、実は「蕎麦つゆ」は蕎麦専用のつゆであり、「めんつゆ」は蕎麦以外の麺類をつけるつゆです。蕎麦つゆは、蕎麦の力強い風味に負けないように、醤油の味わいが強いのが特徴であり、

めんつゆは、鰹だしの風味が強いのが特徴です

さらに、「つゆの味付けの濃さに合わせるように、東では薬味のほとんどが白ネギ、西では甘いぬめりの青ネギ」が使用されることが多いようです。東日本で薬味として使われる白ネギは、群馬県の「下仁田ネギ」、東京都の「千住ネギ」そして埼玉県の「深谷ネギ」などが有名で、ふっくらとした白い部分を細かく切って、蕎麦つゆに入れて食べると美味しいです。一方、西日本で薬味として使用される青ネギは、京都府の「九条ネギ」や福岡県の「博多万能ネギ」などが有名で、蕎麦の香りを妨げない青ネギは相性が良く美味しいです。

蕎麦の種類はいろいろありますが、蕎麦の醍醐味は、蕎麦の味だけではなく蕎麦の香りも存分に楽しむところです。そのために、マナーにおいて蕎麦を啜る音を立てることが許される、世界的にも稀な料理と言えます。

厳しい作法はないと思いますが、そばが伸びないうちに食べるのがマナーであり、長居をしないことが〝本当の粋〟なのではないでしょうか

（2021年10月）

社会・世の中についての独り言　4

地球防衛

「1997年7月に人類が滅亡する」という有名なノストラダムスの予言が注目されるようになったのは、1973年に五島勉氏の著書「ノストラダムスの大予言」の出版が契機であり、ベストセラーになったこの本が〝1980年代以降の新宗教の登場に少なからず影響を与えた〟と指摘する識者もいます。さらに、オウム真理教の唱える「ハルマゲドン」による地下鉄サリン事件発生の遠因に繋がったと考える人たちもいます。（ハルマゲドンは、「アルマゲドン」と表記されることもあり、世界の終末的な善と悪の戦争や世界の破滅そのものを示す言葉と言われています。）

騒然とした世の中で、人類終末の到来も夢物語と一笑に付してしまうこともできない雰囲気の時代の1998年、ブルース・ウィリス主演映画「アルマゲドン」は全世界興行収入ランキングにおいて第1位に輝きました。

映画は、テキサス州の大きさに匹敵する小惑星が、約18日後に地球へ衝突して、地球環境に致命的打撃を与えて地球に再び氷河期が訪れ人類の滅亡は免れない状況で、小惑星の核爆弾による破壊が主演（ブルース・ウィルス）の犠牲によって成功して地球の危機が救われるという内容で、何度も鑑賞していますが、その都度感激をあらたにしています。

小惑星の地球衝突は、地球の歴史上確認されており、６６００万年前に直径10キロメートルの小惑星が衝突して、恐竜が絶滅する原因となったと考えられています。それほどの規模でなくとも、２０１３年にロシアのチェリャビンスク洲上空で爆発した、大きさ17メートルほどの小惑星の衝撃波は50キロメートル先まで届いて、１５００人以上の怪我人を出したことがありました。

遠い遠い将来に、小惑星が衝突することはあり得るだろうと考えることはありますが、まさか、それが現実のことになるとは考えたことがありませんでしたが、アメリカ航空宇宙局（ＮＡＳＡ）などのチームから２０１８年に、〝２１３５年に、全長４８７メートルのエンパイアステートビル大の小惑星「ベンヌ（Ｂｅｎｎｕ）」が地球に衝突する可能性がある〟との研究成果が発表されました。

衝突の可能性は、１００年以上も先の出来事で自分の生きている間ではないので、パニックにはなりませんでしたが、びっくり仰天しました。

小惑星衝突というSF映画のような事態に備えて、NASAは2016年に惑星防衛調整室を設置して対策の検討を開始して、地球との衝突軌道に入った小惑星に、全長9メートル、重量8．8トンの宇宙船「HAMMER」をぶっつけた衝撃で地球スレスレを通過する軌道に変更する計画（緊急対応用超高速小惑星緩和ミッション）を立てているとのことですが、一方、ベンヌサイズの巨大小惑星に対しては全くの無力であるとのニュースもあります。代替案として、ベンヌの軌道を唯一変更できる方法は、核弾頭をベンヌに打ち込むことですが、放射能を帯びた小惑星の破片が地球に降り注ぐ可能性が高いため、推奨できない計画であると言われています。現時点で、小惑星「ベンヌ」の衝突確率は2700分1ですが、もし、ベンヌが地球に直撃して衝突すると仮定すると、その衝撃は広島型原爆の8万倍に匹敵する破壊力と想定されており、世界規模の大惨事が予想されます。

2009年には、NASAは探査機オサイリス・レックスの探査対象にベンヌを選定して、2020年10月20日にはサンプル採取候補地の1つからサンプル採取を試みて、翌日には採取に成功したと発表しました。その成果は、2023年に予定されている地球への再突入カプセルの投下後に明らかになると思います。

実際に、地球に接近する小惑星は、これまでに約２７０００個発見されており、深刻な被害をもたらす可能性がある大きさ１４０メートル以上の監視対象は約２０００個に及び、毎年２５００個以上が新たに発見されており、今後衝突の危険性が高い小惑星が見つかる可能性もあります。

我が国の小惑星探査機「はやぶさ2」は、２０１８年6月27日にリュウグウに到着して、２０１９年に2回のタッチダウンにより試料を回収し、２０２０年12月6日に無事に地球に試料が入ったカプセルを届けました。

「はやぶさ2」は地球帰還後、カプセルを分離して、拡張ミッションによる新たな宇宙の旅へと飛び立ち、現在は、半分近く残ったイオンエンジンの燃料を活用して、次の目標の〝１９９８ＫＹ２６〟という小惑星に向かっています。

最終目標の１９９８ＫＹ２６は、直径10メートルの小さい天体であり、自転周期10分の回転が速い特性から、「高速自転小惑星」と呼ばれています。「はやぶさ2」が２０３１年に到着すれば、小惑星の正確な軌道や密度、硬さが判明して、地球に衝突した場合の衝撃などの知見が得られると期待されます。

今後、小惑星の衝突の可能性はあり続けることから、未来の地球人による〝地球防衛〟のための頑張りを祈るばかりです。

地球よ！永遠なれ!!


（2022年1月）

社会・世の中についての独り言　5
偏差値偏重の教育からの脱却を！

近頃は、世の中〝ランキング〟が氾濫しています。「食べたいフルーツ」、「住んでみたい街」や「上司にしたい芸能人」にはじまり、グルメサイトのレストランの評価などの序列化で溢れています。

どうして、何でも比べる世の中になったのでしょうか？

ランキングの氾濫は、インターネット社会の当然の結末とも考えられますが、氾濫したランキングによる「序列」で、果たして「価値」は決まるのでしょうか？

たとえば、政府が大学に資金援助をする際にも、研究実績で序列化して上位校ほど税金による支援を受けるような、成果主義的な競争を示すランキングがよく用いられていますが、ランキングは作為的である可能性が否定できないこともあり、どのように算出されたのか注意を払う必要があります。

毎年のように、海外の調査機関などが公表する世界の大学ランキングがありますが、数値で評価しやすいものに焦点が当たり易く、序列を決定する根拠となる指標の数値が非公表のものが多いのが現状です。

多くの人たちが評価してランキングの1位となったものが、常に自分の価値観に合っているとは言えません。ランキングは、あくまで参考として、自分なりの価値観を追及することが重要ではないでしょうか。

教育の分野においても、〝偏差値教育〟への批判が高まっています。

中学受験、高校受験そして大学受験において、中学偏差値ランキング、高校偏差値ランキングと大学偏差値ランキングが氾濫しています。大学偏差値ランキングにおいては、国公立大学、私立大学、短期大学、女子大学さらには海外大学の偏差値ランキングまであり驚かされます。

小学校や幼稚園の〝お受験〟においては、さすがに偏差値はありませんが、「お受験インデックス」として、募集人員・応募者数・入試内容などの情報が氾濫しています。入試内容としては、ペーパーテスト、口頭試問、自由遊び、親子遊び、行動観察、運動テストや面接まで含まれます。

今や教育の領域においてもランキングの氾濫で、学歴偏重がますます強くなっていると思います。

そのような状況の中、２０２２年1月、東京大学の前で大学共通テストの受験生ら３人が刃物で切りつけられる事件が起きました。逮捕された名古屋市に住む高校２年生は、東京大学医学部を目指していたが、学校の面談において「東大は無理」と言われて犯行を計画したことが報道されました。

高校の進学指導において、偏差値を神のお告げのごとく利用して、「君は東京大学に合格するのは無理だろう、X大学までにしておこう」と篩いにかけて、従わせるための進学指導の道具に利用するのは、明らかにおかしいと思います。

偏差値は、人生のある時期の、ある状況の中で、試験に適当な回答をしたという意味でしかありません。さらに、試験問題のほとんどに正解があり、記憶力を試すものであり、グーグル検索ができるスマートフォンの今の時代では、記憶力は昔ほどの価値はなくなっています。

ロシアのウクライナへの突然の侵攻に驚かされている現代社会は、記憶力では解くことができない〝正解のない問題〟で溢れており、〝思考力〟が重要になります。

記憶力だけでは解答が出ない現実社会に対処していくためには、〝考える力〟が必要不可欠になりますが、偏差値では、〝重要な問題を考える力の評価〟はできません。

人生においては、偏差値の価値は疑わしく、思考力が重要であると思います。

（2022年6月）

社会・世の中についての独り言　６

Ｚ世代のトリセツ

今時の若者を「Ｚ世代」と呼ぶことがあります。Ｚ世代とは、１９９０年代中盤以降に生まれた世代を指しますが、米国で１９６０年代中盤から１９８０年頃生まれが「Ｘ世代」と名づけられたことに始まり、１９８０年頃から１９９０年代中盤生まれが「Ｙ世代〔ミレニアル世代〕」と呼ばれることがあります。

「Ｚ世代」を流行語にした原田曜平氏によると、〝経済低成長の成熟した時代に育ったＺ世代の特徴を表現するキーワードは、「チル（Ｃｈｉｌｌ：まったり）」と「ミー（Ｍｅ：自己承認欲求、発信欲求）」〞となります。

働き方改革によりワークライフバランスが整うことになり、自分時間を大切にしてマイペースで居心地良く無難に生活すること、つまり「チル（まったり）」を求めるのが特徴と考えられます。

また、彼らは「スマートフォン第一世代」であり、ソーシャルメディア（ＳＮＳ）に親しんできたスマホネイティブあるいはＳＮＳネイティブとも呼ばれるように、ＳＮＳで情報を発信して、「いいね」を獲得したいという発信欲求と共に自己承認欲求が強く、「ミー」という自意識が高いことも特徴と考えられます。

個人医院（クリニック）の院長にとり、あるいは様々な職場の上司にとっても、Ｚ世代に対して「自分とは感覚が違いすぎて、どう関わっていいか悩ましい」と思うことがあるのではないでしょうか？

Ｚ世代について研究している経営学者の斉藤徹氏は、Ｚ世代と上手に付き合うコツとして、次のように述べています。『Ｚ世代の特徴は、「空気を読みすぎる」、「内面はとても繊細」、「人間関係をとても大切にする」、「物事をじっくり考えるのが苦手」として「堅実な考えを持っている」と大きく5つに分けられ、付き合うコツとしては、「価値観を押し付けない」、「自然体で接する」と「仕事に没頭できる環境をつくる」があり、最後に伝えたいのは「能動的に傾聴する」ことです』。

今様の言い方にしたら、「Ｚ世代のトリセツ（取説：取扱説明書の略語）は？」となると思います。

〝とても難しいトリセツ〟ですが、その人のスキルレベルに合う課題を提示して、課題の目的と取り組む意味を丁寧に説明し、自然体で、笑顔を絶やさず、オープンマインドで信頼関係を積み重ねていくことではないかと思い、実践していくつもりです。

（2022年7月）

社会・世の中についての独り言　7

地球の限界

持続可能な開発目標（Sustainable Development Goals：SDGs）は、２０１５年9月25日に国連総会で採択され、持続可能な開発（将来の世代の欲求を満たしつつ、現代の世代の欲求も満足させるような開発）のための17の国際目標からなります。

地球上で、さまざまな危機が顕在化してきたことで、持続可能性を意識する人々が増加しており、たとえば、世界的な人口増加による食糧難対策のタンパク源の一端を担う食文化としての昆虫食は、ＳＤＧｓの一環として推進されており、我が国では２０１０年代後半から、食用昆虫の養殖事業への参入、特に食用コオロギの養殖に参入する企業が増加しています。

人間は文明の発達により養える人口を増やし、技術の進歩により食糧の増産と利用できる土地・資源を拡大してきました。

その結果、２０２２年11月の国連の推計において、世界の人口が80億人を超えたことが判明しましたが、地球が生産できる生物資源および利用できる地下資源は無限ではありません。

はたして、地球はどれくらいの人口を抱えられるのでしょうか？

人間が地球環境にどれだけの負荷を与えているかを知る指標として、エコロジカル・フットプリント（ecological footprint：EF）があります。ＥＦとは、地球の環境容量を示す指標であり、人間活動が環境に与える負荷を、資源の再生産および廃棄物の浄化に必要な面積として表された値であり、一般的には、生活を維持するのに必要な１人当たりの陸地および水域の面積として表現されます。人間の生活や経済活動によって農地や森林などの陸地、および漁場となる海をどの程度を使用しているかを示します。また、統計データなどを基礎にして、食糧や衣類の生産、さらには廃棄物の分解や化石燃料の活用で排泄された二酸化炭素を吸収するのに必要な土地なども計算されます。これらにより、地球が１年間で賄える量で人間が生活をしているのかが、推定できます。

グローバル・フットプリント・ネットワーク（Global Footprint Network：GFN）によると、世界の人口が約30億人だった１９６１年には、人間は地球０．７個分の生活でしたが、１９７１年には１個分を超えて、現在は１．８個分の生活になっています。

裕福な生活ほど、1人当たりの消費は増えることになり、〃もし、世界中の人々が日本と同じ暮らしをするなら〃、地球が2．9個必要になり、米国と同じなら5．1個となります。

地球全体の生態系が赤字になっている状態を、「オーバーシュート」と呼びますが、以下の場合に発生します。

「人類のエコロジカルフットプリント＞地球のバイオキャパシティ」

地球オーバーシュートデーは、ある年の人間の生態系資源およびサービスに対する需要（エコロジカルフットプリント）が、その年に地球が再生できる量（バイオキャパシティ）を超えた日を示しますが、ＧＦＮは２０２１年のアース・オーバーシュート・デーは7月29日であると発表しました。

つまり、２０２１年に限れば、人間はこの地球がもたらしてくれる自然資源を、地球の供給量を超えて、半年程度で使い切ってしまったことになります。

7月29日以降、人間は地球へ借金しながら生活を送ったことになります。

地球は46億年の歴史で、顕生代において、5回の大量絶滅を経験してきました。大量絶滅とは、ある時期に多種類の生物が同時に絶滅することで、大絶滅とも呼ばれます。顕生代とは、地質時代の最上位の区分に属して、カンブリア紀の始まりから現在までのことで、約5億4100万年の期間であり、地球の年齢の約1割に当たります。

現在は、6500万年前に恐竜などが絶滅した時代に続く第6の大量絶滅時代と呼ばれ、当時よりも急速に生物種が減少しています。動植物は約800万種いると考えられていますが、その内約100万種が絶滅の危機に直面し、絶滅のスピードは過去1000万年間の平均の数10倍から数100倍も早まっており、人間による破壊力は想像を遥かに超えるものです。

地球の人口は、2050年代には100億人を超えて、2080年代に104億人でピークを迎えると推定されています。

それまで、人間は生活を支える地球の限界を超えないでいるのでしょうか?

夢物語と考えていた月や火星への人間の移住が、現実になる日は、そう遠くないのかもしれません。

（2023年1月）

社会・世の中についての独り言　8

宇宙ゴミ

ふと夜空を見上げると、多くの星と共に、光り輝く人工衛星を幾つか見つけることが容易になりました、一方、月を見ると、人類がよく月面着陸を成し遂げたものだと考えに耽ることがあります。

宇宙はまだ遠い世界と思われがちですが、日常生活でも、人工衛星から送られてくる情報が活用されたりして、宇宙空間の利用が身近になっています。

実際に、人工衛星は１９５７年にソビエト連邦が打ち上げたスプートニク１号を最初に、現在までに、世界で約１．３万機が打ち上げられています。

人間活動によって発生した不要な物質や人工物が、地球周回軌道やその他の宇宙空間に漂っているものを、『宇宙ゴミ』と言います。宇宙ゴミには、放置された宇宙船やロケット、不要となった人工衛星、宇宙ステーションの部品、落下した隕石や微小な破片、宇宙飛行士が失った道具や衣服などが含まれます。

ところで、宇宙ゴミは、地球上の生態系や人工衛星、宇宙探査機などの宇宙航空機にとり深刻な脅威となることがあります。

宇宙ゴミの危険性としては、以下のようにいくつか挙げることができます。

①衝突被害：宇宙ゴミは、高速で飛び交っており、衛星や宇宙船と衝突することがあります。衝突により宇宙機が損傷したり、壊れたりすると、その機器が提供するサービスや情報が失われたり、地球上に落下して人命や財産に被害を与える可能性があります。

②連鎖反応：宇宙ゴミが宇宙機に衝突すると、新たな宇宙ゴミが発生する可能性がありま す。これは、衝突によって小さな破片が発生することで、さらに大きな宇宙ゴミを作り出す連鎖反応が起きるためです。

③地球環境汚染：宇宙ゴミが地球上に落下すると、人命や財産に被害を与えるだけでなく、環境汚染の原因にもなります。特に、宇宙船の燃料や有害物質が含まれた部品が地球上に落下すると、地球汚染に大きな悪影響を与える可能性があります。

これらの危険性を踏まえて、国際的な宇宙条約や宇宙ゴミ対策に関する国際規約が存在し、宇宙ゴミの軌道上の管理や排除、宇宙船の設計の改善など、宇宙環境保全に向けた取り組みが進行しています。

宇宙ゴミの危険性を回避するために、大きく分けて以下のような宇宙ゴミの処理方法があります。

①排除：宇宙ゴミを取り除く方法として、運用終了した人工衛星やロケットの再突入や、宇宙船による宇宙ゴミの回収があります。宇宙船には、宇宙ゴミを回収するための特殊なアームやネットを装備することもあります。

②燃焼：宇宙ゴミを燃やす方法として、レーザーやプラズマなどの熱エネルギーを利用した技術があります。この方法は、宇宙ゴミを完全に燃やし、残り物を水や二酸化炭素などの無害な物質に変えることができます。

③加速排除：宇宙ゴミを地球から遠ざける方法として、高速で加速させて軌道を変える手法があります。これにより、宇宙ゴミが地球に接近することを避けることができます。

④デブリシールド：宇宙機や宇宙ステーションに装着された特殊なシールドを使用する

ことで、宇宙ゴミの衝突被害を軽減する方法があります。

このシールドは、宇宙ゴミが接近すると、宇宙船を守るように展開されます。

これらの方法は、現在も研究・開発が進められており、宇宙環境保全に向けた取り組みとして注目されます。

多数の人工衛星が地球の周りを回り、肉眼にても人工衛星が夜空に見えている今、『宇宙ゴミに地球で当たる確率はどのくらい』、誰でもが持つ疑問ですが、現在注目されているＣｈａｔＧＰＴの返答は、次のようなものでした。

宇宙ゴミが地球上に当たる確率は、複数の要素に依存します。以下にいくつかの要素を挙げます。

１．宇宙ゴミの数と大きさ：宇宙ゴミは非常に小さな微粒子から人工衛星の部品まで、さまざまな大きさがあります。大きなゴミほど地球に当たる可能性が高くなりますが、小さなゴミも地球に当たることはあります。

2. 軌道上の物体の密度：宇宙ゴミは地球周回軌道上に存在しますが、その密度は場所によって異なります。低軌道には多くの人工衛星やロケットの残骸があり、高軌道には比較的少ないです。

3. 地球の表面積と宇宙ゴミの分布：地球は広大な表面積を持っていますが、宇宙ゴミは限られた領域に分布しています。そのため、地球上の特定の地域に当たる確率は低いです。

4. 防御システムの存在：国際宇宙ステーションや他の衛星、宇宙船などには、宇宙ゴミからの保護を目的とした防護システムが備わっています。これにより、地球上に当たる可能性がある宇宙ゴミの一部は破壊されるか、軌道変更が行われます。

上記の要素を考慮しても、具体的な確率を正確に算出することは非常に困難です。宇宙ゴミの監視や軌道予測は行われていますが、完全な情報は得られていません。したがって、地球に宇宙ゴミが当たる確率は非常に低いと考えられていますが、ゼロではありません。

宇宙探査や宇宙活動の安全性を確保するために、宇宙ゴミの監視と軌道管理の取り組みが継続的に行われています。

このＣｈａｔＧＰＴの返答で、『宇宙ゴミに地球で当たることは、まずない』とちょっと安心しましたが、一方、カナダ・ブリティッシュコロンビア大学の研究チームが、「人工衛星を打ち上げた際に使ったロケットの残骸などのスペースデブリ（宇宙ゴミ）が今後10年間で、地上に落下して死傷者を出す確率が10％に上る」との分析結果を明らかにしています（２０２２年８月19日）。

今後、『宇宙ゴミに大当たり』などの不測な事態や不慮の事故に遭わないように祈るしかないのでしょうか？

まさに、「人事を尽くして天命を待つ」ことしかないのでしょうか？

（２０２３年５月）

社会・世の中についての独り言　９
身内びいき

岸田首相の長男の翔太郎氏を巡っては、２０２２年１月の首相の欧米歴訪に同行して、公用車を使用して観光をしたり買い物に行ったりしたことが、週刊誌に報じられて、国会で野党に公私混同ではないかと追及されました。

２０２２年の年末には、首相公邸で親族と忘年会を開いて、公的な場所の赤絨毯上ではしゃいだ姿が「公邸の階段で閣僚きどりの集合写真」と週刊誌に報じられた問題で、岸田文雄首相は政務首相秘書官を務める長男の翔太郎氏を当初は厳重注意にとどめていましたが、内閣支持率が伸び悩み、今回の週刊誌報道の影響が窺われると、「政務秘書官として不適切であり、けじめをつける」として更迭しました。

首相公邸は官邸に隣接し、首相が家族と居住しますが、一方で海外要人との夕食会を催すなど公的な機能も併せ持っています。２０２２年8月に行われた内閣改造の記念写真は、まさに忘年会に集まった祥太郎氏と親族が集合写真を撮影した所と同じ赤絨毯が敷かれた公邸の階段でした。

今回の一連の騒動に対して、世論の反発に加えて、与党内からも〞身内に甘い〟との批判が上がっており、「身内びいき」と言われても当然です。

身びいきとは、個人が自身の家族や親しい関係者に対して、特別な好意や優遇を示すことを指し、個人の感情や関係性に基づいた特別な扱いを行うことで、公正さや透明性が損なわれる恐れがあります。

特に政治の世界においては、政治家や政府のメンバーは公共の利益を優先して、公正な判断や行動をとることが求められます。身びいきが行われると、これらの原則が侵害される可能性があります。

公正さや透明性が求められる政治の舞台では、個人の関係や偏見に基づいた判断や行動は避けるべきです。

身びいきが政治の世界で問題とされるのは、以下の理由があると思います。
①公正性の欠如
身びいきは、公正な意思決定や政策立案を妨げる可能性があります。政治家や政府のメ

ンバーが身内や親しい関係者に特別な優遇を与えることは、公共の利益を損なうことになります。

②信頼性の低下

身びいきが広がると、政治家や政府の信頼性が低下する恐れがあります。国民は政府や政治家に対して信頼を持ち、彼らが公正かつ公平な原則に基づいて行動していることを期待しています。身びいきが明らかになると、その信頼は損なわれる可能性があります。

③不正行為の危険性

身びいきが横行すると、政治の世界で不正行為や腐敗が生じる可能性が高まります。特定のグループや個人に対する特権的な取引や利益供与が行われることで、公共の利益や正当性が侵害される恐れがあります。

④社会的分断の促進

身びいきが政治の世界で広がると、社会的な不平等や分断を助長する結果となる場合があります。政治家や政府が特定の身内や支持者に偏重することで、他のグループや利益関係者からの信頼や支持が得られなくなり、社会的な摩擦が生じる可能性があります。

以上の理由から、政治の世界では身びいきは避けるべきです。政治家や政府の役職に就く人々は、広範な視点や公共の利益を重視して、公正かつ透明性のある判断を行うことが求められます。

身びいきは、政治の世界だけではなく、他の領域でも問題であり、公共の利益や公正さを尊重する日本の社会でありたいものです。

（２０２３年６月）

社会・世の中についての独り言　10

性善説

回転ずし店で、醤油のボトルを舐めたり、レーンを移動してくる寿司に〝わさび〟を載せたり唾をつけたりする客による迷惑動画がＳＮＳで拡散して逮捕者が出ています。

以前の迷惑行為は、回転ずしの皿を隠したりして会計を誤魔化すものであり、他の客に迷惑をかけることはないものでした。

このような迷惑行為がエスカレートするようになった背景には、大手回転ずしチェーンの間における、１皿１００円の寿司を売りにした過激な競争があります。業界を代表する大手チェーンのビジネスモデルとして、人件費を極限まで減らし、受付から注文、会計までを無人で処理するシステムを作り上げた結果、ホール係りが客に目を配ることができなくなり、悪質な行為が起きるべくして起きたと言えます。

企業側が犯罪行為を誘発させるような状況を作り上げている側面もあります。特に、餃子の無人販売所は、客の「性善説」を前提にしたビジネスモデルの最たるものですが、監視カメラによる犯罪抑止は不十分であり、盗みが相次ぐ状況です。

回転ずし店での迷惑行為や無人の餃子販売所の犯罪行為などの動画が拡散されてから、「性善説」に基づくビジネスモデルは無理で限界ではないかとの雰囲気が広がっています。

果たして、そうなのでしょうか？

「性善説」の解釈として、「人は悪いことをしないもの」との考え方が一般社会に広がっていますが、『孟子』の性善説は、「世に悪人がいる」ことを前提にして、「それでも性は善である」と主張するものでした。つまり、孟子によると、悲惨な状況に遭遇した際に、憐れみなどの〝道徳感情〟が沸きあがりますが、この道徳感情が善なる性であり、これを教育などで育めば、「どんな人間でも善人になれる」から教育が重要である、という説です。

人は、時に悪いことを考えて欲望に負けてしまう存在ですが、本来天から与えられた人間の本性は善であるので、良い心情が湧き上がった時の心情をさらに拡大していけば、人は本来的な善性を獲得できると考えられます。

今回の迷惑行為や犯罪行為に対する一般社会の失望や不信は、人の心を盲目的に信じる

「あるビジネスモデル」に合わない行為をする人が少数でも存在したことに基づいたものと思います、

今、必要なのは性善説ではなく、適切なマネジメントなのだと考えます。

（２０２３年６月）

社会・世の中についての独り言　11

人工知能と人間

人間が書いたような文章を作ることができる「人工知能（artificial intelligence：AI）」の利用が急速に拡大しています。代表格の対話型ＡＩである「チャットＧＰＴ」は、人間のような巧みさで言語を操ります。

ＡＩとは、一般的には人間の知能を模倣または超越するように設計されたコンピューターシステムおよびソフトウェアを意味します。

イスラエルの歴史学者のユヴァル・ノア・ハラリ氏は、人類の歴史と未来についての洞察で知られていますが、ＡＩを〝エイリアン〟と表現して、「異質な存在」と考えています。つまり、ＡＩが人間が生み出したものであるとの意味の〝人工〟の概念を超越して、自己学習および自己適応の能力を有すると考えるからです。このことは、ＡＩは、私たち人間が完全に理解や制御をすることができない、さらには、その行動と能力は人間の予想を超える可能性を持つ存在であることになります。

ＡＩの可能性とリスクを考えると、その規制が必要なことは明白ですが、その方法については困難な問題があります。

現在、高度なＡＩツールは政府や大手企業の主導で開発されており、大量のコンピューティングパワーと資金が必要な状況です。今後、ＡＩの開発と使用方法に関する国際的な法律と規制が必要であると考えます。

ＡＩは、多種類の仕事を自動化する能力を有するために、一部の職種を不要にさせて消滅させてしまう可能性を持っていることにより、ＡＩの進歩が、労働力市場に対して、大きな影響を与えることになります。

政府のＡＩ戦略会議においては、懸念されるリスクとして、偽情報の氾濫、犯罪の巧妙化、著作権の侵害などの7項目を挙げています。

同様の懸念は、生成ＡＩの開発者間においても取り上げられる状況です。米国のジェフリー・ヒントン氏は、セミナーにおいて、チャットＧＰＴの予測以上の賢さに驚き、「最新のモデルは常識的な推論ができる。ＩＱ（知能指数）は80か90くらいか。」と語っています。

ＡＩは、大量のデータを分析してパターンを見出して予測をする能力を持つことにより、人間の行動を予測して、それに基づいて行動する能力を持つことになります。

これらの懸念事項に対処するために、人間が技術を適切に制御して、潜在的なリスクを議論し、倫理的なガイドラインおよび規制が必要と考えます。

今後、ＡＩに携わる全ての人間が協力して、生成ＡＩの利用を監視しつつ、適切な制御を行うことが重要と考えます。

（２０２３年８月）

社会・世の中についての独り言　12
人工知能（ＡＩ）と死生学

　死生学とは、死についての科学と定義され、死と死生観についての学問的研究であり、対象は人間の消滅＝死です。

　フランスの歴史家のフィリップ・アリエスによると、〝人間は死者を埋葬する唯一の動物〟であり、長い歴史の間に、人類は「死生観」を形成してきました。

　死生学は、死生観を人間知性に対する多種面（哲学、医学、宗教、心理学、民俗学など）から解明することにより、死への準備を目的とする学際的な学問で、尊厳死や緩和医療などの問題を背景に確立された新しい研究分野です。

　新しい学問である死生学は、明確な手法などの体系はまだ確立されていないことから、老いと死、自殺の予防などの「時代に即した社会問題と関係するテーマ」が設定されるのが特徴といえます。

　最近になり、デジタル技術の進歩と人工知能（ＡＩ）を使用して、亡くなった人を再現する取り組みが行われるようになり、死生学の領域において〝死者を巡る倫理の問題〟として取り上げられるようになってきました。

デジタル技術を利用して再現した〝死者（故人）ＡＩ〟に関しては、死者の権利が確立されていない状況であり、故人と再会できると肯定的に捉える意見がある反面、否定的であり不謹慎と考える人たちが存在します。

生前のその人の容姿、立ち居振る舞い、話し方や考え方などをＡＩおよびデジタル技術を利用して、再現または再構築した存在は、「デジタル故人」と呼ばれます。

生前の本人と見分けがつかないほどのデジタル故人を構築することは、目覚しい技術の向上もあり、もはや不可能なことではなくなっています。実際に、２０１９年の年末のＮＨＫ紅白歌合戦に、往年の歌唱力と容姿を再現した〝ＡＩ美空ひばり〟が登場して、「お久しぶりです」との台詞を発して、私達の琴線に触れたのが思い出されます。

有名人の故人ＡＩの再現は、多くの社会的問題を引き起こすことは容易に想像されます。

２０１８年に米国のフロリダ州のパークランドの高校で発生した銃乱射事件の犠牲者の１人のホアキン・オリバーさんの両親が息子をＡＩで動画に蘇らせて、２０２０年のアメリカ大統領選では、「僕のためにも投票してほしい」と銃規制を訴えたことがあり、デジタル故人に政治的な発言をさせることには多くの問題が山積しています。

死者を巡る倫理の問題を研究している上智大学大学院実践宗教学研究科教授の佐藤啓介氏は、「いつの時点のどのような死者を再現するかも問題であり、亡くなる直前か、若くて元気な頃か。死者をＡＩで再現する時に、『一番その人らしい時点』を知らず知らずのうちに勝手に決めてしまい、〝生者が願う、都合のよい死者〟は倫理的に適切かという問いが生じる。」と懸念を示しています。

さらに、同氏は、「プライバシー権を死後にまで拡大しようとする議論は、ゆっくり進んでおり、自己情報コントロール権と呼ばれ、個人情報保護の理念と同様に、故人の情報を勝手に使わない、生前に得られていた個人の同意がなければ使わないという方向で、私自身、考えています。」と述べています。

果たして、死者に権利は存在するのでしょうか？

日本の民法においては、〝出生から死まで〟が、人が権利を有する主体としての範囲ですが、ＡＩをはじめとするデジタル技術の急速な発達に対して、法的な対応が追いついていない状況です。

かつては、葬儀や供養の仕方や規範は、それぞれの家、寺と村共同体などにしたがっていましたが、最近では、故人の遺志を尊重する傾向にあり、自然葬や散骨などが行われるようになっています。さらに、自分の思いも大切にしたい思いから、遺骨をペンダントにしたり、新しい供養の仕方が定着してきています。

今後は、ＡＩをはじめ新しい技術により、想定外の死者の扱いが出現してくると考えられ、〝死者も同じ人間である〟と考え、死者にも生者に劣らないような権利、尊厳と人格を認めるか否かの法律的そして倫理的な議論が必要な時代になってきたと考えます。

（２０２３年８月）

著者

鈴木　亨（すずき　さとる）

昭和55年　新潟大学医学部卒業
63年　新潟大学文部教官・助手（医学部第2内科講座）
平成2年　医学博士取得
7年　福井医科大学医学部・助教授（腎臓内科・臨床検査医学講座）
新潟大学医学部　非常勤講師
滋賀医科大学医学部　非常勤講師
14年　鈴木クリニック開設・院長
28年　フクイカントリークラブ理事

（所属学会）

昭和63年　日本内科学会認定内科医

平成３年　日本腎臓学会認定専門医
　　４年　日本腎臓学会学術評議員
　　５年　日本透析医学会認定専門医
　　７年　日本血栓止血学会評議員
　　25年　日本腎臓学会評議員
令和元年　日本腎臓学会　功労会員

（研究助成の取得）
「ＩｇＡ腎症の発症の病因解明に関する研究に対して」
平成７年度　財団法人黒住医学研究振興財団　研究助成費
平成９年度　日本医師会　医学研究助成費
　　　　　新潟大学医学部学士会　医学研究助成金

文部（科学）省科学研究費補助金
平成元年度　奨励研究（A）
平成6〜11年度　基礎研究（C）
平成12・13年度　基盤研究C2

厚生科学研究費補助金（特定疾患対策研究事業）
平成13年度　特定疾患の微生物学的原因究明に関する研究班（班員）

（著書）
①ＩｇＡ腎症とパラインフルエンザ菌：私のＩｇＡ腎症研究史
（東京図書出版会）（２００７年）
②ＩｇＡ腎症の発症機序：ヘモフィルス・パラインフルエンザ菌体外膜抗原と扁桃
（総合医学社）（２０１５年）
③ドラ先生の独り言（青山ライフ出版）（２０１５年）

④続・ドラ先生の独り言（青山ライフ出版）（２０１９年）

⑤続々・ドラ先生の独り言（青山ライフ出版）（２０２１年）

⑥ＩｇＡ腎症とヘモフィルス・パラインフルエンザ菌
―その発症メカニズムの解明を目指して―（22世紀アート）（２０２１年）（電子書籍）

⑦ドラ先生の独り言（Amazon Services International LLC）（２０２１年）電子図書

⑧続・ドラ先生の独り言（Amazon Services International LLC）（２０２１年）電子図書

⑨続々・ドラ先生の独り言（Amazon Services International LLC）（２０２１年）電子図書

⑩IgA Nephropatht and Haemophilus Parainfluenzae：Aiming to Clarify the Mechanism of Its Onset（English Efition）電子図書
（Amazon Services International LLC）（２０２１年）

（趣味）

ゴルフ

（フクイカントリークラブ理事）

続続々・ドラ先生の独り言

2024年11月30日発行

著　者　鈴木クリニック院長
鈴　木　　亨

発行者　向田翔一

発行所　株式会社22世紀アート
〒103-0007
東京都中央区日本橋浜町3-23-1-5F
電話　03-5941-9774
Email: info@22art.net　ホームページ：www.22art.net

発売元　株式会社日興企画
〒104-0032
東京都中央区八丁堀4-11-10 第2SSビル 6F
電話　03-6262-8127
Email: support@nikko-kikaku.com
ホームページ：https://nikko-kikaku.com/

印刷
製本　株式会社PUBFUN

ISBN：978-4-88877-318-8